René Koch

Camouflage – Make-up für die Seele

René Koch

Camouflage

Make-up für die Seele

Verlag Gesundheit

Der Erlös des Buches kommt dem Arbeitskreis Camouflage e.V., einem Verein für Menschen mit Brand- und Unfallnarben sowie angeborenen und erworbenen inoperablen Hautanomalien, zugute.

Die Deutsche Bibliothek – CIP-Einheitsaufnahme
Koch, René:
Camouflage – Make-up für die Seele / René Koch. –
Berlin: Ullstein, 1997
ISBN 3-333-01001-1

Umschlaggestaltung: Klaus Meyer/Constanza Puglisi
Foto: THE IMAGE BANK/Petrisse Briel
Satz: LVD GmbH, Berlin
Druck und Verarbeitung:
Clausen & Bosse, Leck
Printed in Germany 1997
ISBN 3-333-01001-1

Gedruckt auf alterungsbeständigem Papier
mit chlorfrei gebleichtem Zellstoff

Ziel dieses Buches ist es, viele Menschen an meinen Erfahrungen teilhaben zu lassen, – mit Camouflage schöner zu werden, ihr Spiegelbild bewußter zu akzeptieren und dadurch sich und andere besser lieben zu können, denn:

Liebe schafft Selbstvertrauen,
Liebe gibt Sicherheit,
Liebe vernichtet Haß,
Liebe zerstreut Angst,
Liebe macht schön!

Inhalt

Vorwort

Als Visagist und Kosmetologe habe ich mich während meines ganzen Berufslebens mit der Schönheit beschäftigt. Es ist meine – selbstgewählte – Aufgabe, den Frauen, die in mein Studio kommen, zu helfen, mit allen Mitteln der Kosmetikkunst ihre äußeren Vorzüge zu betonen und kleine Schönheitsfehler zu kaschieren.

Dabei sind im Laufe der Zeit enge und vertrauensvolle Beziehungen zwischen ihnen und mir entstanden. Viele von ihnen haben mich in unseren langen Gesprächen teilhaben lassen an ihrem Leben, ihren Freuden und Kümmernissen, ihren Problemen mit Ehemännern und Lovern.

Und so lernte ich verstehen, was es für Frauen bedeutet, gut auszusehen, sich wohl zu fühlen in der eigenen Haut, und welcher Anstrengungen es bedarf, angesichts des täglich in allen Medien vorgeführten Schönheitsideals vor dem eigenen Spiegel nicht in tiefe Minderwertigkeitskomplexe zu stürzen.

Wieviel innere Stärke es braucht, auf die Manipulationen dieser falschen Freunde nicht hereinzufallen, wissen die Frauen allein. Vor allen Dingen diejenigen unter ihnen, die nicht im landläufigen Sinne »von Natur aus schön« sind. Ihnen zum Trost kann ich nur immer wieder sagen: Jede Frau hat ihre kleinen Makel – auch die berühmten Models und Schauspielerinnen haben sie. Perfekt sehen auch sie nur aus, nachdem sich ein ganzes Heer von Stylisten, Coiffeuren und Visagisten mit ihnen beschäftigt hat. Ungeschminkt wirken sie wenig spektakulär und wären auf der Straße kaum wiederzuerkennen. Also, haben Sie den Mut, auch äußerlich »etwas aus sich zu machen«, denn Schönheit kommt nicht allein von innen!

Und was ist mit den Frauen – und Männern –, die sich mit »Schönheitsproblemen« noch ganz anderer Art abplagen müssen? Wie Feuermale, Vitiligo oder Narben. Aber »müssen« Sie das wirklich? Sicher, es ist nicht gegen alles ein Kraut gewachsen, auch wenn die Werbung Sie das glauben machen will und ständig neue Wunderdiäten, ewig jungerhaltende Cremes, Pillen und Edelsteine fürs Glücklichsein anpreisen.

Aber gegen solch störende und belastende Hauterscheinungen, die vielen Betroffenen großes seelisches Leid verursachen und sie sozial ausgrenzen können, läßt sich schon mit Erfolg vorgehen, mit den unterschiedlichsten Methoden – die ich Ihnen in diesem Buch vorstellen möchte.

Eine davon ist die Camouflage. Und das Wunderbare daran ist, daß Sie sie nicht nur bei den genannten Hauterkrankungen anwenden können, sondern auch als Kosmetikum bei den vielen kosmetischen Desastern des Alltags. A little Camouflage braucht schließlich jede Frau!

Kleider machen Leute – so heißt Gottfried Kellers berühmte Novelle, deren Titel geradezu sprichwörtlich geworden ist. Ich gehe noch einen Schritt weiter und sage: Camouflage macht Gesichter!

Sie werden es vielleicht nicht glauben: Doch mit einer gekonnt aufgetragenen Camouflage sehen Sie vollkommen natürlich aus, und kein Mensch wird diese kleine Mogelei bemerken. Also, warum muß für die ganze Welt Ihr »wahres« Gesicht mit seinen kleinen und großen Fehlern sofort erkennbar sein? Dazu folgende fernöstliche Geschichte:

Die Wahrheit und das Märchen

Die Wahrheit ging durch die Straßen, ganz nackt, wie am Tage ihrer Geburt. Kein Mensch wollte sie in sein Haus lassen. Jeder, der sie traf, flüchtete voller Angst vor ihr. Als die Wahrheit eines Tages wieder einmal, betrübt und verbittert und in Gedanken versunken, durch die Straßen ging, begegnete sie dem Märchen. Das Märchen war geschmückt mit prächtigen Kleidern, die jedes Auge und jedes Herz entzückten. Und in allen Straßen und Gassen winkte man ihm zu.
Das Märchen fragte die Wahrheit: »Sage mir, geehrte Freundin, warum bist du so bedrückt und drehst dich auf den Straßen so betrübt herum?« Da antwortete ihm die Wahrheit: »Es geht mir sehr schlecht, ich bin alt und betagt, kein Mensch will mich kennen, und alle laufen vor mir davon.«
Darauf erwiderte das Märchen: »Nicht weil du alt, bist, lieben dich die Menschen nicht. Auch ich bin sehr alt, und je älter ich werde, desto mehr lieben sie mich. Siehe, ich will dir das Geheimnis enthüllen: Sie lieben es, geschmückt zu sein und sich ein wenig zu verkleiden. Ich werde dir von meinen Kleidern borgen, und du wirst sehen, daß die Leute dann auch dich lieben werden.«
Die Wahrheit befolgte diesen Rat und schmückte sich mit den Kleidern des Märchens. So wurde sie äußerlich von ihrer Nacktheit befreit, ohne sich innerlich untreu zu werden.

René Koch
März 1997

Haut und Psyche

Botschaften der Seele

In unserer vom rationalen Intellektualismus geprägten Zeit sind viele Menschen geneigt, der Seele nur geringe Bedeutung beizumessen. Gleichsam in einen dunklen Winkel unseres Körpers verbannt, fristet sie dort ein Schattendasein, und ihre Botschaften verhallen ungehört oder unbeachtet. Während man in der Frühzeit der Menschheit noch Haut und Seele gleichsetzte, wird heute ein Zusammenhang zwischen beiden leider noch oft negiert.

Dabei ist es doch für jeden aufmerksamen Beobachter ganz offensichtlich: Krankheit, Kummer und Sorgen lassen auch die Haut krank und grau aussehen. Hingegen scheint ein glücklicher Mensch geradezu zu strahlen – und das nicht nur mit den Augen, sondern auch mit der Haut. Sie ist ein Gradmesser für den inneren physischen und psychischen Zustand. So sind manche Hautkrankheiten Botschaften der Seele, die so signalisiert, daß sie vernachlässigt wurde.

Andererseits wirken Probleme mit der Haut auch auf die Psyche zurück. Wer sich mit Hautläsionen unterschiedlicher Art – seien es Unfallnarben, Feuermale oder psoriatrische Schäden – plagt, läuft nicht selten Gefahr, ein seelisches Trauma zu erleiden. Mal ist es die Badeaufsicht, die einem Psoriasiskranken das Baden im Hallenbad untersagt, mal sind es die Hänseleien der Mitschüler wegen eines Feuermals oder die neugierig-erschreckten Blicke der Passanten auf Verbrennungsnarben im Gesicht. Der Betroffene fühlt sich als Ausgestoßener, fast als Aussätziger, behandelt und steht unter großem seelischem Leidensdruck.

Der Prophet mit dem Schleier

Im Jahre 736 u.Z. wurde in der Stadt Merv in Turkestan der Knabe Hakim geboren. Als er heranwuchs, ging er bei einem Bruder seines Vaters, der das Färberhandwerk betrieb, in die Lehre. Viele Jahre arbeitete Hakim in der Purpurfärberei: »Ich habe den Purpur gemahlen und habe in der zweiten Nacht die ungekämmte Wolle eingetaucht und habe in der dritten Nacht die zubereitete Wolle getränkt, und die Kaiser der Inseln begehren noch heute dieses blutfarbene Tuch.«
Im Alter von 26 Jahren verschwand Hakim aus Merv und ließ nur die zerstörten Färbekessel und ätzenden Laugenbecken zurück. Am Boden seiner Kammer lag ein zerbrochener Spiegel.
Zwölf Jahre danach – es war die Zeit des heraufziehenden Ramadan-Mondes, der das Fasten einleitet – erschienen aus der Tiefe der Wüste drei Gestalten. Den am Tor der Karawanserei von Merv gen Sonnenuntergang blickenden Menschen erschienen sie riesengroß. Als sie näher gekommen waren, sah man, daß der mittlere von ihnen eine Maske trug. Die beiden anderen waren blind. Darauf angesprochen, erklärte der Maskierte mit sanfter Stimme: »Diese da sind blind, weil sie mein Antlitz geschaut haben.« Und er sagte ihnen, daß er Hakim sei, Sohn des Osman. Nach seiner Flucht nach Medina sei ein Mann in sein Haus gedrungen, der ihm nach Reinigung und Gebet mit seinem Säbel das Haupt vom Rumpf getrennt und es in den Himmel getragen habe. Dort habe er es vor den HERRN gehalten, der ihm aufgetragen habe zu weissagen. Und der HERR habe einen Glorienschein über ihn ausgegossen, den keines Menschen Auge zu ertragen vermöge, weshalb er sein Gesicht mit einer Maske verhülle. Anfangs glaubten die Menschen ihm nicht, bis ein Leopard aus seinem Käfig brach und die Menge in wilder Flucht da-

vonstob. Als sie zurückkehrten, hatte Hakim das Tier geblendet. Nun beteten sie ihn an und bestätigten seine übernatürliche Kraft. Er wurde der Verhüllte Prophet.
In den nächsten Jahren – die Maske hatte er durch einen weißen juwelenbestickten Schleier ersetzt – gelang es dem Verhüllten Propheten, die Schar seiner Gläubigen zu vergrößern. Er zog mit ihnen durch die Länder und hieß sie, »Heilige Kriege« zu führen. Seine Heilslehre war wunderlich: Paradies und Hölle waren bei ihm gleichermaßen schrecklich. Aber seine Stimme war betörend und seine Überzeugungskraft groß.
Erst ein Gerücht brachte ihn zu Fall: An des Propheten rechter Hand fehle der Ringfinger, munkelte man allenthalben, und die linke sei ohne Nägel. Als Hakim merkte, daß die Menschen seine gottgleiche Makellosigkeit in Zweifel zogen, versuchte er sie mit beschwörenden Worten zu beruhigen und bat die Gottheit um ein Zeichen. Aber aus der Menge stürmten zwei Hauptleute zu ihm auf die Terrasse und rissen seinen Schleier herunter. Da erschraken die Menschen, denn statt des goldenen Antlitzes erblickten sie ein fahles, von Krankheit gezeichnetes Gesicht...
Ich fand diese Geschichte bei Jorge Luis Borges (1899–1986), einem der großen Erzähler unseres Jahrhunderts.

Mythen und Märchen

Zwischen uns und der Welt ist unsere Haut. Sie ist uns Schutz, aber auch unsere Verbindung »nach außen«, ist Mittler zwischen Innenwelt und Außenwelt.
Den archaischen Völkern galt die Haut als Symbol der Kraft und der Seele, als ihr Träger. Das belegen die zahllosen Kulte, die uns aus jenen fernen Zeiten bekannt geworden sind: Me-

dizinmänner, Schamanen und Priester trugen bei ihren Ritualen Tierhäute, was ihnen gleichsam die Kraft und Stärke des jeweiligen Tieres verlieh. Manche dieser Tiere wurden als Gottheiten verehrt wie der widderköpfige Gott Chnum im alten Ägypten. In der Bronzezeit war der Widder im ganzen Mittelmeerraum heilig. Ein anderes heiliges Tier war z.B. in Nordamerika und im heutigen Europa der Bär. Aber auch die indigenen Völker des Polargebietes verehrten den Bären. Weit verbreitet war der Glaube an gehörnte Gottheiten. In Europa, im Nahen und Fernen Osten, in Ägypten und Indien finden sich die entsprechenden bildhaften Darstellungen. Eine besondere Rolle spielte der Hirsch: Cernunnos, der Gott mit dem Hirschgeweih, findet sich auf zahlreichen Darstellungen der Kelten wie Münzen, steinernen Altären und – am schönsten – auf dem Kessel von Gundestrup/Dänemark (2. oder 1. Jh. v.u.Z.). Er war ein Gott der männlichen Kraft. Trug ein Priester das Fell – die Haut – einer solchen Tiergottheit, war er dem Gott nahe und empfing dessen göttliche Kraft.

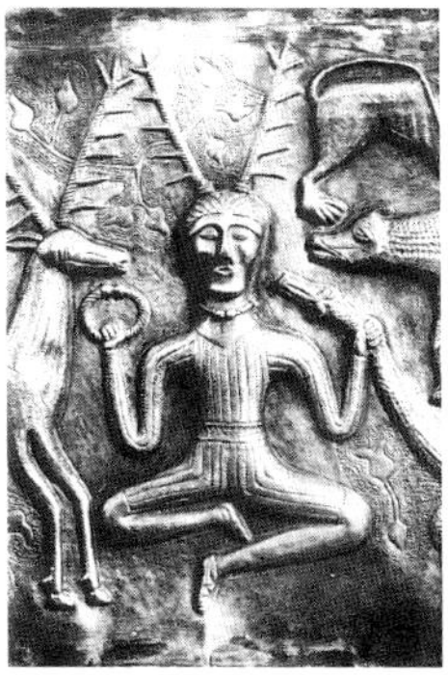

In den Märchen unserer Kinderzeit finden wir das Motiv des In-eine-fremde-Haut-Schlüpfens wieder. »Allerleirauh« flieht vor ihrem Vater in einem Mantel aus vielerlei Pelzwerk und legt ihn erst wieder ab, als sie in Sicherheit ist. Und die »Gänsehirtin am Brunnen«, auch eine Königstochter, trägt eine zweite Haut über ihrem Gesicht, die ihre wahre Identität verbirgt, bis die Zeit gekommen ist, sich zu erkennen zu geben. »Der Froschkönig« gar ist gleich ganz in ein Tier verwandelt, und das Abstreifen der Haut ist nur in einem Akt der Erlösung möglich.

Diese enge Beziehung zwischen Psyche und Haut betonen auch wir noch in zahlreichen Redewendungen. So fahren wir vor Zorn »aus der Haut«, ein Betrüger zieht uns »das Fell über die Ohren«. Man »fühlt sich wohl in seiner Haut«, wenn man in Einklang mit sich und der Welt ist. Oder es ist einem »nicht wohl in seiner Haut«, wenn man vor einem selbstverschuldeten Problem steht. Seine »Haut retten« bedeutet, einer Gefahr zu entrinnen. Jemand ist eine »ehrliche Haut«, einen anderen läßt man sich nicht zu nah »auf die Pelle rücken«, bleibt lieber auf Distanz.

Manche Erlebnisse berühren uns »hautnah« oder gehen – im wahrsten Sinne des Wortes – »unter die Haut«. Diese reagiert auf Angst oder Schreck mit einer »Gänsehaut«. Man denke auch an die nervöse Quaddelsucht (Urtikaria factitia), die im Unterschied zur allergischen Quaddelsucht (Urtikaria) nicht von allergieauslösenden Substanzen hervorgerufen wird. Mit der Urtikaria factitia signalisiert unser Körper, daß er über alle Maßen belastet ist. Jetzt wäre eigentlich ein Urlaub vonnöten, um sich nach all der Belastung zu erholen. Dieser Wechsel von Anspannung und Entspannung ist auch im Alltagsleben einzuhalten: Schöne Erlebnisse in Natur und Kultur, ausreichender Schlaf, wenig Alkohol, überhaupt eine gesunde Lebensführung – das sind auch die Säulen der »Therapie« und Prophylaxe bei der Urtikaria factitia. Natürlich wird der Arzt in schweren Fällen auch ein mildes Antihistaminikum, also ein Mittel gegen allergische Reaktionen des Organismus, verschreiben.

Übergroßer Streß, sei er nun beruflicher oder privater Natur, läßt auch viele Hautkrankheiten erneut aufbrechen oder sich verschlimmern, wie z.B. die Schuppenflechte (Psoriasis) oder die Neurodermitis.

Andere Hauterkrankungen sind ausschließlich seelisch bedingt, so die aufgekratzte Akne junger Mädchen. Die Betroffenen leiden unter ihren Aknepickeln so sehr, daß sie sich ihre Gesichtshaut völlig zerkratzen.

Ursache sind in der Regel unbewältigte seelische Konflikte. Hier kann der Hautarzt allein meist nicht mehr helfen, und ein

Psychotherapeut muß die dermatologische Behandlung unterstützen: Yoga, Autogenes Training oder progressive Muskelentspannung können dazu beitragen, die seelischen Probleme einfach besser zu verarbeiten.

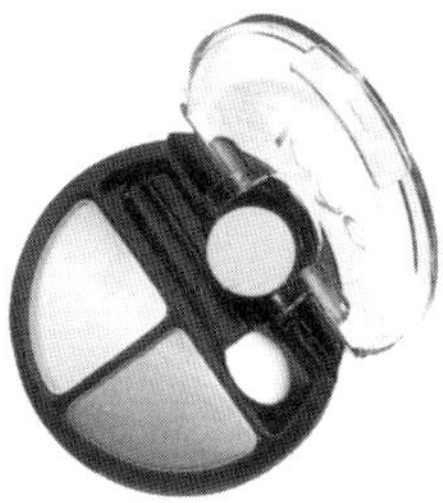

Die Hautärzte kennen auch noch eine andere »Krankheit«, unter der Menschen leiden können. Meist sind es junge Frauen, deren Haut eigentlich gesund ist und die gut aussehen, die über einen vermeintlichen Makel klagen. Ihnen reichen schon ein kleines Muttermal oder einige Sommersprossen, um sich häßlich, auffällig und von allen angestarrt zu fühlen. Diese Kleinigkeiten geraten in das Zentrum ihres Ichs und schaffen einen Leidensdruck, der für keinen anderen Menschen nachzuvollziehen ist. Was hier vorliegt, ist keine Hauterkrankung, sondern eine seelische Krankheit, die sich in einer Störung des eigenen Körperempfindens äußert (Dysmorphophobie), man nennt sie auch Schönheitshypochondrie.

Die Schönheitsfalle

Jeder Mensch – so banal das klingen mag – hat nur einen Körper, und in ihm muß er sich einrichten, sich in ihm wohl fühlen. Das Äußere dieses Körpers spielt sehr wohl eine große Rolle für die Beziehungen der Menschen untereinander, für die zwischenmenschliche Kommunikation. Denn sichtbare Schönheit hat immer auch eine entsprechende Wirkung. Wir alle empfinden schön als gleich mit gut. Schönen Menschen scheinen die Sympathien anderer nur so zuzufliegen – eine Erfahrung, die wir schon als Kleinkinder machen.
Wer schön ist, hat es leichter im Beruf und im Privatleben; schöne Menschen sind oft erfolgreicher als andere. Diese Wirkung von Schönheit und gutem Aussehen auf die Um-

Von Feen und Hexen

Das Gute ist schön und das Böse ist häßlich – so lautet die Botschaft unserer Märchenbücher: Es ist die schöne – und gute – Fee, die einen bösen Zauberspruch mildert und damit Dornröschen ein Erwachen aus hundertjährigem Zauberschlaf ermöglicht. Und die böse Hexe, die Hänsel und Gretel gefangen hält, ist abgrundtief häßlich. Aschenputtel, das gute Kind, ist so schön, daß sich der junge König sofort in sie verliebt. Ihre faulen und bösartigen Stiefschwestern dagegen sind häßlich. Schneewittchens Schönheit war gar so groß, daß es sie fast das Leben gekostet hätte – doch ihr sanftes Wesen hatte die Herzen der sieben Zwerge gewonnen, und deren Zuneigung rettete ihr das Leben.

welt läuft in unserem Unterbewußtsein ab, geht so weit, daß Schüler eine hübsche Lehrerin lieber mögen als eine »häßliche«. Umgekehrt beschreiben auch Lehrer ihre schönen Schüler als intelligenter und beliebter. Manche Psychologen vertreten die Ansicht, daß attraktive Kinder weniger aggressiv als andere seien. Auch Personalchefs stehen einem gutaussehenden Bewerber aufgeschlossener gegenüber. Und bei der Suche nach einem Lebenspartner ist es der erste Blick, der auf das Äußere, der darüber entscheidet, ob es eine Chance für einen zweiten Blick, für ein näheres Kennenlernen gibt. Die äußere Schönheit hat Signalcharakter, auch wenn dieses Signal uns aus der Vorzeit der Menschheit erreicht und – wie bei allen Lebewesen – der Erhaltung der Art diente: Stark = gesund = schön lautete die einfache Formel.

Was Männer an Frauen schön finden: feine Gesichtszüge, seidiges, langes Haar, gepflegte Hände, schöne Beine, volle Lippen, strahlende Augen, runde weibliche Figur, Unschuld, Direktheit, Aufrichtigkeit.

Der hohe zivilisatorische Entwicklungsstand ermöglicht uns den Luxus, Schönheit als eine Dimension des Alltags zu leben und zu erleben, die einfach ein Ausdruck von Lebensfreude und Lebenslust ist.

Dessenungeachtet scheinen die archaischen Grundmuster fortzuwirken. Ich denke dabei an den Kult, den die Bodybuilder mit ihren Körpern treiben. Sollen ihre überdimensionierten Muskelpakete uns nicht Stärke und Gesundheit und damit Schönheit suggerieren? Oder betrachten wir die magersüchtig wirkenden Models der Modewelt. Hier heißt die Beziehungskette: Schön = gesund = stark. Und obwohl jeder von uns weiß, daß weder das eine noch das andere gesund ist, malträtieren zahllose junge Männer ihre Körper in Bodybuilding-Studios an den Kraftmaschinen und mit Anabolika, bezahlen ihr Streben nach »Schönheit« mit ihrer Gesundheit und manchmal auch mit ihrem Leben.

Was Frauen an Männern schön finden: kräftige Kiefer, energische Münder, Gesichtsbehaarung, Stoppelkinn, trainierter Körper, knackiger Po, starker Wille, starker Charakter.

Das Diktat der Mode: Die Vielfalt der kreierten Modestile suggeriert eine Liberalität, die über das wahre Modediktat hinwegtäuscht: Wer schön sein will, muß gertenschlank sein. Den rundlicheren Frauen bieten die berühmten Modemacher nichts an. Von Calvin Klein stammt der Satz: »Ich möchte nicht, daß Frauen über Größe 42 meine Kleider tragen.«

Junge Mädchen hungern sich fast zu Tode, nur weil ihre Vorstellung von Schönheit identisch ist mit einer Figur, die einem Skelett ähnlicher ist als einem lebendigen Menschen – und halten sich immer noch für zu dick. Sie haben im Kampf gegen den ungeliebten Körper auch das eigene Selbstbewußtsein zerstört.

Menschen, die es ein Leben lang wegen ihrer Schönheit im Umgang mit anderen Menschen leicht hatten, deren Sympathien zu erringen, entwickeln oft auch eine freundliche und optimistische Siegermentalität, die ihnen erst recht alle Herzen zufliegen läßt.

Aber es gibt auch noch eine andere Seite: Wer sein Selbstwertgefühl allein an seiner körperlichen Schönheit festmacht, sich eindimensional nur darüber definiert, bekommt spätestens beim Älterwerden Probleme mit sich selbst. Jede neue Falte im Gesicht wird zur Katastrophe, und das Altern an sich gerät zu einem langen Leidensweg, gepaart mit der ständigen Trauer um den Verlust von Jugend und Schönheit.

Attraktiv sein kann jeder

Ebenso wie Schönheit ist der Begriff »attraktiv« schwer zu erklären. Eigentlich bedeutet Attraktivität nur zwischenmenschliche Anziehung. Bestimmend für das Maß dieser Anziehung, ihre Intensität und Dauer sind neben der körperlichen Attraktivität die Persönlichkeit, ihre Einstellungen und Wertvorstellungen – und auch ihre soziale Situation. »Macht macht attraktiv«, diese Erfahrung ist allbekannt, die Reichen und Berühmten dieser Welt beweisen es uns täglich.

Jeder Mensch hat das legitime Bedürfnis, sich selbst zu verkörpern, seiner Umwelt sein Bild von sich selbst zu präsentieren. Und das ist auch völlig in Ordnung so. Die Frage ist nur, wie dieses Selbstbild aussieht. Ist es wirklich die eigene Persönlichkeit, die da gezeigt wird? Oder ist es der Mensch, der man gern wäre, die schlechte Kopie eines berühmten Originals? Oder einfach nur die Person, die man nach Meinung der anderen sein sollte? Das herauszufinden ist ein schwieriger und langwieriger Prozeß.

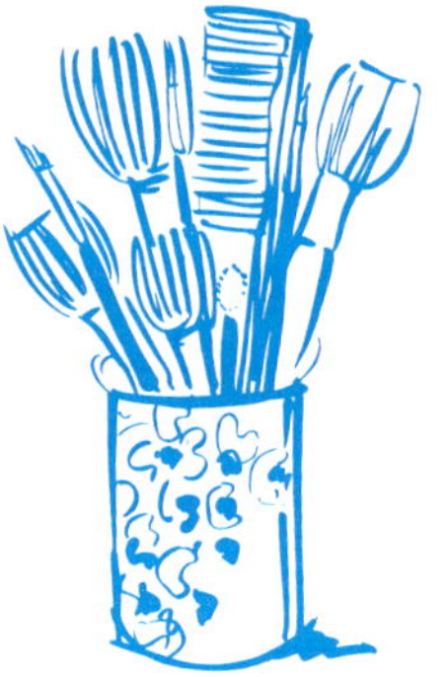

Die versteckte Kraft

Die alten Götter hielten Rat darüber, wo sie die große Kraft des Universums verstecken sollten, damit sie der Mensch in seiner Unkenntnis nicht finden und zerstören könne.

Einer der Götter sagte: »Laßt sie uns auf der Spitze der höchsten Berge verstecken.« Aber sie kamen zu der Erkenntnis, daß der Mensch die höchsten Berge überwinden würde, um sie dort zu suchen.

»Wir wollen sie auf den Meeresgrund legen«, sagte ein anderer, und wiederum kamen sie überein, daß der Mensch auch die Tiefen der Meere überwinden würde, um sie zu finden.

Dann schlug einer vor: »Laßt uns die große Kraft des Universums in der Mitte der Erde verstecken.« Aber auch da waren sich alle einig, daß der Mensch eines Tages in diesen Bereich vorstoßen würde, um den Schatz zu bergen.

Schließlich sprach nach geraumer Zeit der Weiseste unter ihnen: »Wir verstecken die Kraft im Menschen selbst. Denn nur der, der sie in seinem eigenen Herzen sucht, ist würdig, sie zu besitzen und sich an ihr zu stärken.«

Da stimmten die Götter erfreut zu und versteckten die große Kraft des Universums im Menschen selbst. Dort liegt sie noch immer, um sich demjenigen zu offenbaren, der ernsthaft nach ihr sucht und dieses Kleinod zu würdigen und zu bewahren weiß.

Die Aufmerksamkeit eines Menschen zu erregen ist die Voraussetzung für jeden weiteren Kontakt. Die bewundernden und interessierten Blicke eines anderen auf sich zu ziehen erreicht man nur mit einem guten Aussehen. Es ist gleichsam die Barriere, die es zu überwinden gilt, bevor ein Kennenlernen der Persönlichkeit möglich wird, man die eigenen charakterlichen Vorzüge und geistigen Qualitäten vorführen kann. Und darum ist es auch völlig legitim, sein Äußeres verschönern zu wollen. Sich zu schmücken ist etwas Schönes!

Schönheit entsteht im Auge des Betrachters

Merke

Die Signale, die von einem interessanten und gepflegten Gesicht ausgehen, werden vom Betrachter als angenehm empfunden.
Was also ist dann gegen Kosmetik einzuwenden? Sie ablehnen, nur weil extreme Feministinnen einst propagierten, daß mit der Kosmetik und dem Schminken die »Ware Frau« auch noch gut verpackt auf den Markt geworfen würde? Das ist, so meine ich, falsch verstandene Emanzipation. Der Kampf um die Gleichberechtigung sollte mit aller Kraft und vielen Mitteln gekämpft werden: auch mit den Waffen einer Frau!
Attraktivität, der man sich bewußt ist – schließlich hat man an ihr mitgewirkt –, macht selbstbewußt. Eine meiner Kundinnen sagte einmal: »Jedesmal, wenn ich nach einer Schönheitskur Ihr Kosmetikinstitut verlasse, fühle ich mich so leicht und beschwingt und wohl.«
Attraktivität ist letztlich die Summe unserer Erscheinung, Persönlichkeit, Mimik, Gestik, Motorik und Stimme. Und in diesem Sinne, so meine ich, kann jeder Mensch attraktiv sein, der seinen ganzen Charme entfaltet – auch im Alltag!

Camouflage – die Kunst des schönen Scheins

Das Wort Camouflage kommt aus dem Französischen und war ursprünglich ein militärischer Begriff. Man bezeichnete damit die Tarnung von Befestigungsanlagen, aber auch andere Maßnahmen, welche dazu dienten, die eigenen Stellungen, Waffen oder Truppen vor dem Auge des Gegners zu verbergen. Mit Camouflagieren meinen wir heute in der Dermato-Kosmetik das Abdecken, Verdecken oder Verschleiern farbabweichender Hautfehler. Also eine wirkungsvolle Waffe, aber sanfte Methode gegen die Attacken der Alltagsgaffer.

Sicher, gefährlich sind alle diese Hautanomalien wie z.B. Feuermale oder Hämangiome, Vitiligo und Narben etc. nicht, aber sie sind psychisch für die Betroffenen meist sehr belastend. Jemand, der mit einem auffallenden Feuermal leben muß, ist genau dem ausgesetzt, unter dem auch viele Behinderte leiden: »Alle gaffen, doch darüber reden ist tabu.«

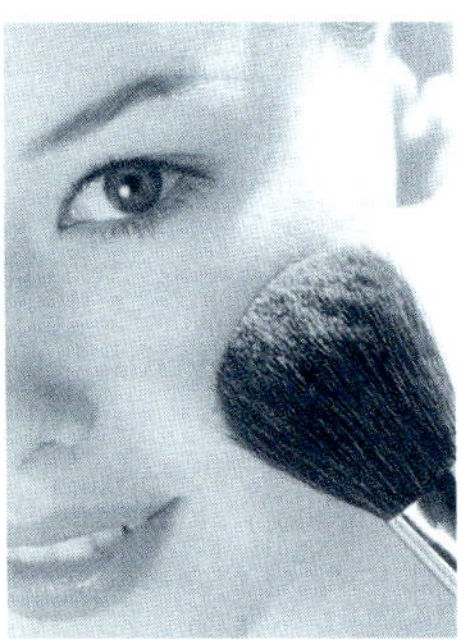

Immer mehr Frauen – aber auch Männer – mit Hautfehlern fragen einen Dermatologen um Rat oder vertrauen sich einer Kosmetikerin an. Hier beginnt nun das Feld der speziellen Camouflage-Technik, soweit sich die Kosmetikerin intensiv mit der Materie vertraut gemacht hat. Herkömmliche dekorative Kosmetikartikel reichen dafür aber nicht aus. Sie sind in der Regel nicht genügend deckend sowie weder wasser- noch hitzebeständig.

Auf der Suche nach Schönheit

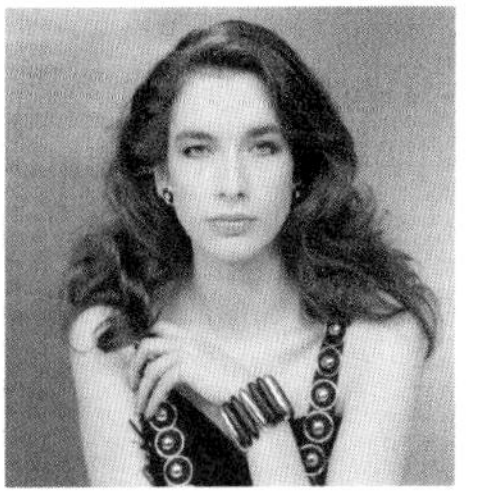

Seit Menschengedenken versuchte man schon, mittels Auftrag von Pigmenten auf die Haut sich selbst zu verschönern, aber auch seinen sozialen Status anzuzeigen. Neben der Körperbemalung dienten dem ornamentale Narben, die Frisur, Bekleidung und Körperschmuck. Funde, die das belegen, reichen weit in die Frühzeit der Menschheit zurück. Schon Mitte des 6. Jahrtausends v. u. Z. entstanden weibliche Figuren und Köpfe mit deutlich markierten Augenbrauen, Wimpern, Lidern und gefärbten Mündern.
Sprichwörtlich ist die Schönheit der ägyptischen Königin Nofretete. Ihre von Archäologen in Ägypten ausgegrabene Büste zeigt nicht nur das Ebenmaß eines von Natur aus schönen Gesichtes, sondern auch den hohen Stand und die Vielfalt der damals angewandten verschönernden Mittel – heute würden wir dekorative Kosmetik sagen: Die Augenbrauen sind aufgemalt, die Wimpern gefärbt, die Augenlidränder getönt, der Lidstrich nachgezogen und die Lippen rot geschminkt. Kosmetik und Körperpflege waren in jener Gesellschaft ein Bestandteil des Alltags. Und ihnen widmeten die alten Ägypter viel Aufmerksamkeit.
Für sie brachte ein gepflegtes Äußeres Ordnung in die Natur des Menschen, machte ihn bereit zur Begegnung mit den Göttern. Auch diese bedurften der kosmetischen Fürsorge: Götterstatuen zu waschen und zu schmücken gehörte zu den grundlegendsten und ältesten kultischen Handlungen.
Schminkpaletten, die man auffand, belegen, daß nicht allein das Schminken der Götterbilder, sondern auch der Menschen weit verbreitet war. Die kosmetische Verschönerung des Menschen war jedoch nicht nur auf die oberen Gesellschaftsschichten beschränkt. Auf zahlreichen Reliefs sehen wir auch die Frauen und Männer anderer Kreise mit dem weit

ausgezogenen Lidstrich und der zur Schläfe verlängerten Augenbraue. Das typisch ägyptisch wirkende Auge ist zugleich das Hieroglyphenzeichen für Schönheit. Für Wohlgeruch und Freude steht das Zeichen der Nase, und die Hieroglyphe des Mundes ist das Schriftzeichen für die menschliche Sprache.

Typisch ist auch das Tragen der Perücke. Abbildungen von Männern und Frauen zeigen sie gleichermaßen. Die männlichen Perücken sind kugelig lockig, die der Frauen gesträhnt. Körperpflege und Kosmetik waren in Ägypten Sache beider Geschlechter und scheinen mir auch ein Zeichen ihrer gleichberechtigten Stellung gewesen zu sein. Die Frau in der altägyptischen Gesellschaft war unabhängig und voll geschäftsfähig, sie war in einer Weise selbstverständlich emanzipiert, wie es die Frauen im 20. Jahrhundert in den meisten Gegenden der Welt noch nicht wieder erreicht haben. Diesem Selbstverständnis der Gleichberechtigung, das auch die geschlechtsspezifischen Unterschiede nicht verleugnete, entsprach auch das Äußere. Zahlreiche Kosmetikgeräte, Spiegel, Schminkgefäße, Kämme, Salblöffel und ihre kunstvollen Verzierungen legen Zeugnis ab von dem hohen Stellenwert der Kosmetik in der altägyptischen Gesellschaft. Kosmetische Rezepturen sind uns schon aus der Zeit Ramses III. (1199–1160 v. u. Z.) überliefert, und auch der erste historisch belegte Streik fand in Ägypten statt. Die Arbeitssklavinnen in der Zentrale der Körperpflegemittelherstellung in Theben forderten ein größeres Deputat an Creme und Schminke.

Welche große Wertschätzung die Schönheit bei den Griechen genoß, erfahren wir u. a. auch aus ihren Sagen:

Der Apfel des Paris

Der Königssohn Paris – von seinen Eltern ausgesetzt und unter Hirten aufgewachsen – zeichnete sich durch Kraft und

Schönheit aus. Als er wieder einmal seine Schafe in den Tälern und Schluchten des Ida-Gebirges hütete, begegnete er Hermes, dem Götterboten. Ihm folgten drei Göttinnen. Und als Paris vor Ehrfurcht erschauderte, rief Hermes ihm zu: »Lege alle Furcht ab; die Göttinnen kommen zu dir als zu ihrem Schiedsrichter: Dich haben sie gewählt, zu entscheiden, welche von ihnen dreien die schönste sei. Zeus befiehlt dir, dich diesem Richteramte zu unterziehen; er wird dir seinen Schirm und Beistand nicht versagen!« Solcher Art ermutigt, schaute der Hirte auf und erblickte die drei unvergleichlich schönen Gestalten, die ihm eine wie die andere wert schien, den Preis der Schönheit davonzutragen.

Die stolzeste der drei Frauen sprach zu ihm: »Ich bin Hera, die Schwester und Gemahlin des Zeus. Wenn du diesen gol-

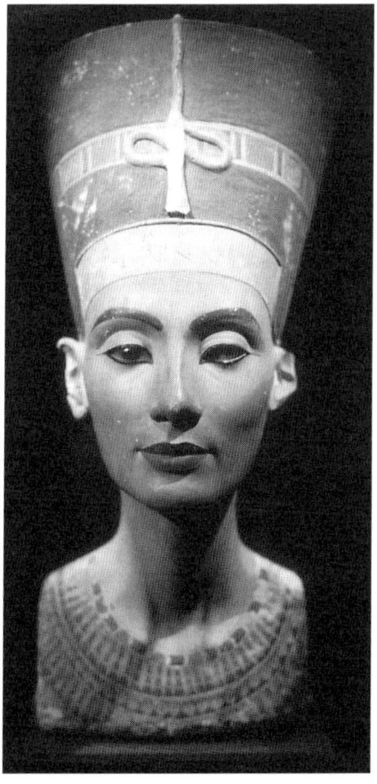

Nofretete – Schönheitsideal im alten Ägypten.
Aufgemalte Augenbrauen, gefärbte Wimpern, perfekter Lidstrich und rot geschminkte Lippen zeugen vom hohen Stand verschönender Mittel.

denen Apfel der Eris – der Göttin der Zwietracht – mir zuerkennst, so sollst du die Herrschaft über das schönste Reich der Erde erlangen.«
Und die zweite sprach: »Ich bin Pallas Athene, die Göttin der Weisheit, wenn du mir den Preis zuerkennst, sollst du den höchsten Ruhm der Weisheit und Männertugend unter den Menschen ernten.«
Und die dritte sagte: »Paris, ich bin Aphrodite, die Göttin der Liebe, und ich will dir geben, was du nur zu lieben brauchst, um seiner froh zu werden: Das schönste Weib der Erde will ich dir als Gemahlin in die Arme führen!«
Da erblaßte vor dem Schimmer der Hoffnung und ihrer Schönheit der Reiz der anderen Göttinnen vor seinen Augen und er erkannte Aphrodite den Sieg zu – entschied sich für die Schönheit und die Liebe
Athene und Hera aber schwuren ihm, seinem Königsvater Priamos, seinem Volk und Reiche der Trojaner Rache und Verderbnis. Die Versprechungen und Weissagungen gingen in Erfüllung. Paris raubte mit Aphrodites Hilfe die schöne Helena, die Gemahlin des Königs Menelaos. Dieser Raub empörte die Griechen über alle Maßen und sie rüsteten ein Heer und zogen gen Troja. Lange dauerte der Krieg – und er endete schließlich mit dem Untergang Trojas.

Der Begriff Kosmetik: (als Verb: = mit Schönheit ausstatten, schmükken, in Ordnung bringen; aber auch: den Toten als letzte Ehre die Kleidung ordnen, das Grab mit Blumen schmücken) ist uns aus dem Griechischen überkommen und bedeutete dort: Schmuck, Ordnung, Welt.

Schönheit um jeden Preis

Die Liste der schon seit Beginn der Menschheitsgeschichte zum Schminken verwendeten Substanzen ist lang: Wachse, Öle, Naturfarben und viele andere Stoffe wurden zu diesem Zwecke benutzt. Im Laufe der Jahrtausende wurden die Schminkzutaten und

-utensilien immer ausgefeilter und vielfältiger. Die Frauen der Spätrenaissance (1520–1600) schminkten sich einen hellen Teint mit in Limonensaft aufgelösten Perlen. Sie verwendeten Gesichtswässer, die Eiweiß oder Goldblättchen enthielten, und sie färbten sich die »Haare gelb wie Gold« mit Seifen, Laugenzubereitungen aus Kalk oder aus pflanzlichen Drogen (Asche) mit Mineralien.

Das Zeitalter des Puders

Barock und Rokoko (1600–1800) waren »The age of powder and paint«. Berühmtestes Kosmetikum jener Zeit war Talcum-Puder, auch zubereitet als Oleum Talci. Als weibliches Schönheitsideal des Barock galt die reife, blühende Frau mit üppigem Körper und vollem Haar à la Rubens. Angesichts des Magersuchtideals unserer Tage wünscht sich wahrscheinlich so manche Frau, aber auch einige Männer, das barocke Leitbild zurück.

Aber schon im Rokoko war es damit vorbei: Jung und schlank war schön. Und um das zu erreichen, griffen die Frauen zu vielen »Tricks«. Sie zwängten sich in »atemberaubende« Korsetts und Korsagen, denn die damalige Mode diktierte eine »Wespentaille«. Die Frauen folgten bereitwillig und ließen sich von ihren Kammerzofen schnüren. Hauptsache en vogue! Wozu hatte »Frau« ihr Riechfläschen?

Die Haare wurden mit Kurkuma blond gefärbt, Augenbrauen und Wimpern mit Antimon geschwärzt. Haarpuder für die Perücken wurde zum alltäglichen Gebrauchsmittel.

Puder – der zarte Staub: Pulverisierte und verfeinerte Farbpigmente benutzte man schon im alten Ägypten für die dekorative Kosmetik. Archäologen fanden bei Ausgrabungen Puder, Farben, Farbstoffe, Salben und parfümierte Öle, die mehr als 10000 Jahre alt und dennoch aufgrund ihrer ausgezeichneten Konservierung unzerstört waren. Auch im Vorderen Orient, in China und Indien war Puder Grundlage der Kosmetik.

Kurkuma (Curcuma longa)

Ursprünglich in Südostasien – Vietnam, Laos und Kambodscha – beheimatet, wird die mehrjährige krautige Pflanze aus der Familie der Ingwergewächse heute in Indien, Kambodscha, auf Sri Lanka, den Philippinen, Madagaskar, Haiti, in China und Transkaukasien kultiviert.
Als Gewürz wird es schon seit über 2500 Jahren in Asien benutzt. Ende des 1. Jh. u.Z. gelangte es nach Griechenland. In Mitteleuropa wurde es im 16./17. Jh. als Terra merita – »würdige Erde« – bekannt.

Und erst die Düfte. Das 18. Jahrhundert war die Hoch-Zeit der intensiven Düfte. Da die Oberschichten mit der Körperpflege nicht viel im Sinn hatten und Wasser nur vorsichtig verwendeten, bediente man sich zahlreicher Duftwässerchen, parfümierter Puder und Salben.
Und noch eins sei angemerkt: Im Gegensatz zur Antike war Kosmetik längst nicht mehr Allgemeingut der Gesellschaft, sondern ein Privileg des Adels. Damen wie Herren machten heftig Gebrauch von allerlei Schönheitsmitteln. Fettschminke aus Wismut, rote Puderschminken mit Saflor und Karmin waren ebenso gebräuchlich wie Lippenfarben aus Zubereitungen mit Brasilholz, »Drachenblut« und einer Tinktur aus »Florentiner Lack«.

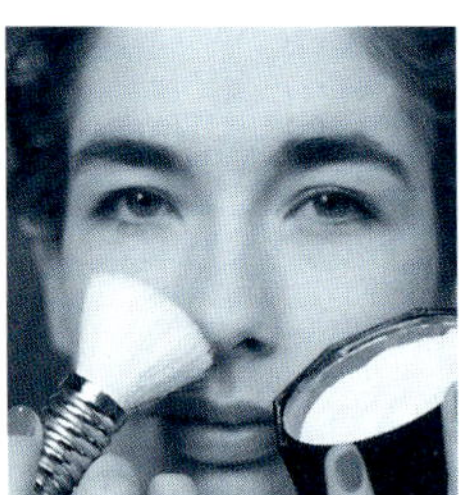

Die Kunst des Schminkens war stets auch die Kunst der Verführung und galt offensichtlich bigotten Zeitgenossen als Teufelswerk. Oder was sonst soll man über ein Frankfurter Gesetz aus dem Jahre 1770 denken, das da besagte:
»Wer irgendeinen männlichen Untertanen durch trughafte Mittel als da sind: rote und weiße Schminke, allerlei duftende Essenzen und Puder, in die Ehe verlockt, wird wegen

Zauberei verfolgt und die Heirat kann vor Gericht für null und nichtig erklärt werden!«
Vorsicht, meine Damen, dieses Gesetz wurde nie aufgehoben! Den Hintergrund dieser Entscheidung bildete der unmäßige Gebrauch weißer Schminke, die äußerst bleihaltig und auf Dauer tödlich giftig war. Ebenso wie die arsenhaltigen Schminken der italienischen Damen des 17. Jh., die – dick aufgetragen – unter Umständen bei den Liebhabern der so geschmückten Damen zu Vergiftungserscheinungen führen konnten!

Der weiße Teint

Im Mittelalter galt der weiße Teint als Gipfel der Vornehmheit und Eleganz. Ihn zu erreichen, schützten sich die edlen Damen nicht nur vor dem Sonnenlicht und Wind und Wetter, sondern halfen auch mit Kosmetika nach. Gebräuchlichstes Mittel jener Zeit war eine Paste aus Essig, Eiweiß und Bleiweiß. Die edelste dieser Cerusium genannten Mixtur kam aus Venedig. Und obwohl diese Schminke die Haut schließlich zerfraß, das in ihr enthaltene Blei im Körper gespeichert wurde und ihn krank machte, schreckte das die Frauen nicht ab: machte es doch strahlend weiß und glatt und ließ alle Falten darunter verschwinden.

Die Überbetonung der dekorativen Kosmetik im Rokoko, die Vernachlässigung der Hygiene und damit der Gesundheitspflege führten allmählich zu einer Übertreibung des gesellschaftlichen Schönheitsideals. Die Schminke wurde in höfischen Kreisen teilweise so dick aufgetragen, daß man die allseits beliebten Schönheitspflästerchen gezielt plazierte, um Risse in dem Aufgetragenen zusammenzuhalten. Gleichzeitig dienten diese kleinen, aber auch großen »Mouches«, wie sie genannt wurden, dazu, Pickelchen und Pigmentflecken abzudecken. Damit handelte es sich bereits um Camouflage, um raffinierte kosmetische Tarnung. Daneben dienten sie in der Liebessprache als stumme Mitteilung für den Angebeteten. Wurde das Schönheitspflästerchen auf der Wange placiert, galt es als das »Galante«, am Mund als das »Verführerische« und als das »Mörderische« auf dem Dekolleté.

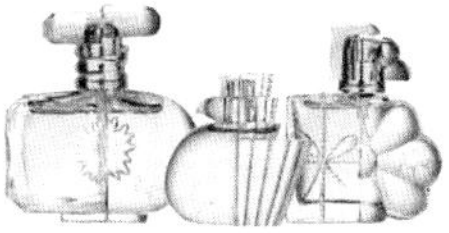

Mit der Französischen Revolution von 1789 fand dieses Glamour-Zeitalter ein jähes Ende. Marie Antoinette war die letzte Herrscherin, die in Mode und Kosmetik den Ton angab. Mit dem Adel verschwanden auch Puder und Schminke. Eine Abkehr von der opulenten Kosmetik des 18. Jahrhunderts ist zu beobachten – der Trend geht zum Einfachen. Allein zulässig war die Forderung, daß es ohne Gesundheit auch keine körperliche Schönheit gibt. So sind die Kosmetika dieser Epoche mehr auf Pflege ausgerichtet als auf Aufmachung. Und man entdeckt das Bad wieder. Kaltes Wasser pur gilt jetzt als Schönheitsmittel, und kosmetische

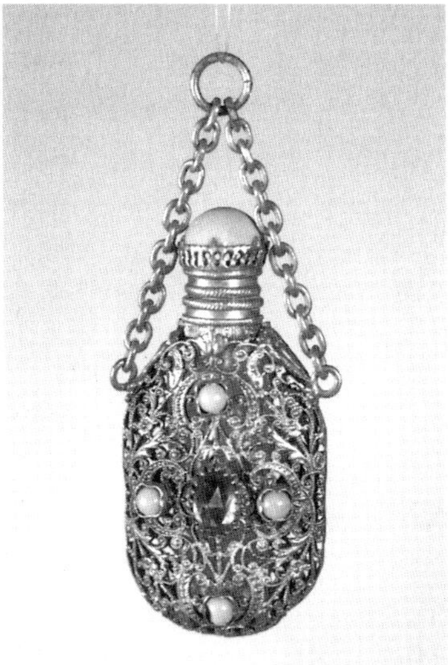

Parfum wurde schon immer in hübschen Flakons aufbewahrt. (Flakon aus Glas mit durchbrochener Metallumhüllung, mit Amethyst und Türkissteinen besetzt – England um 1880

Präparate sind Bestandteil der bürgerlichen Gesundheitsbewegung.
Aber schon einige Jahre vorher gab es Bestrebungen, die Auswüchse der Kosmetik einzudämmen. Enthielten doch viele der alten Schönheitsmittel geradezu gefährliche Rohstoffe wie z.B. Schwermetalle oder Quecksilber. Damit war man sich bewußt, daß die Schminken, Puder und Lippenfarben in der bisher verwendeten Art und Zusammensetzung hautschädigend waren.

Quecksilber-Präparate

Häufiger Bestandteil kosmetischer Präparate war vom 16. – 19. Jh. das Quecksilber: elementares Quecksilber, auch Mercurius genannt, für hautaufhellende Wasser; Quecksilbersulfid (Cinnabaris, Vermillion, Zinnober) als Bestandteil von Schminken für Wangen und Lippen; Quecksilberchlorid (Mercurius dulcis, M.cosmeticus oder auch Kalomel) als Bestandteil von Mitteln gegen Sommersprossen.

So erließ Österreichs Herrscher Joseph II. 1785 eine »Hofentschließung« über die Herstellung roter Schminke, in der es heißt:
»Um zu vermeiden, damit keine der Gesundheit schädliche Bestandtheile zur rothen Schminke gebraucht werden, ist derselben Verfertigung an einige von der Landestelle zu ertheilende Konzession zu binden, diese aber nicht ehr zu erfolgen, bis nicht derjenige, welcher eine solche Befugnis verlanget, durch vorzulegende, und von der Behörde zu untersuchende Proben, die Unschädlichkeit seiner Komposizion erprobet, wo sodann derselbe sein Zeichen, mit welchem die Gefässe zu versiegeln sind, einzulegen, und sich verbindlich zu machen hat, keiner anderen als der anzuzeigenden Ingredienzen sich zu gebrauchen: Bei vorkom-

Puder:
Im 19. Jh. wurde Reispuder gebräuchlich, und zwar in breiten Schichten der Bevölkerung. Zu Kaiser Wilhelms Zeiten ging man nie ohne Hut, Handschuhe und Puder aus dem Haus. Aus dem Puder wurde dann Kompaktpuder und daraus das heute übliche Make-up.

menden Klagen, oder wenn sonst das Gegentheil befunden würde, ist der Übertreter nicht nur mit der Konfiskazion des Vorraths, sondern auch mit dem Verlust der Konzession zu bestrafen.«

Die weiße Schminke jedoch verbot Joseph II. 1787 gänzlich:

»Die Fabrikazion, der Verkauf und alle Einfuhr der weißen Schminke, unter welcher Form und Namen solche erscheinen möge, wird als der Gesundheit schädlich … verboten …«

Ähnliches wurde später auch in Deutschland erlassen. Damit kündigt sich die Abgrenzung zwischen Arzneimittel und Kosmetika an. Für uns heute eine Selbstverständlichkeit – wir erwarten von einem kosmetischen Mittel, daß es uns ohne jegliche schädlichen Nebenwirkungen pflegt und schmückt.

Comeback des Puders

Nach solch anrüchigem Vorleben war es lange Zeit still um das kostbare, duftende Pulver. Puder hat immer noch gegen alte Vorurteile anzukämpfen wie: »Die Haut kann nicht atmen«, »Er verstopft die Poren«, »Man sieht unnatürlich aus«.
Längst hat die Kosmetikindustrie mit hautfreundlichen Rezepturen diesen Schminkluxus modernisiert. Dabei erinnert kein einziges Reiskorn mehr an alte Zeiten. Heute besteht Puder zu 90 Prozent aus Talkum oder natürlichen Silikaten. Die verbleibenden 10 Prozent sind das, was man das Herz des Puders nennt: eine Mischung aus Magnesiumcarbonat, Koalin und Magnesiumstereat. Hinzu kommen allerfeinste Öle und spezielle Feuchtigkeitsstabilisatoren, eingebettet in Micromoleküle, die die Haut zusätzlich schützen und pflegen. Nicht zu vergessen: Duftstoffe und eventuell sogar gemahlene Seide oder entzündungshemmende oder antiseptische Supstanzen.

Kosmetik im BSE-Kreuzfeuer

Nachdem der Rinderwahn (BSE) Dauerthema der öffentlichen Diskussion in allen Medien wurde, sehen Skeptiker Gefahren für die Gesundheit der Verbraucher auch in Kosmetikartikeln. Aber schon vorher erließ der Industrieverband Körperpflege und Waschmittel 1991/1992 an alle Mitglieder die Aufforderung, beim Einsatz entsprechender Rohstoffe tierischer Herkunft Vorsorge zu treffen. Seither werden in der kosmetischen Industrie alle verwendeten tierischen Substanzen anhand einer Checkliste geprüft. Und im Mai 1994 erließ das Bundesministerium für Gesundheit eine Empfehlung und 1996 eine Verordnung über die Sicherheitsanforderungen, die an kosmetische Mittel gestellt werden: Danach müssen Rohstoffe vom Tier vor ihrem Einsatz in Körperpflegemitteln einer Prüfung unterzogen werden, in der die Herkunft der Tiere, die Art der Rohstoffe, das Herstellungsverfahren und der vorgesehene Einsatz berücksichtigt werden. Durch Hydrolyse, hohe Temperaturen, Säuren oder Laugen werden alle Erreger inaktiviert. Eine Gefahr der Infektion durch den Einsatz dieser Stoffe ist durch diese Behandlung auszuschließen.

In Kosmetika ist der verwendete Anteil an tierischen Bestandteilen im Vergleich zu synthetischen Substanzen oder Pflanzenextrakten relativ gering.

Rinderprodukte in Kosmetika

Am häufigsten werden für Kosmetika, die direkt auf die Haut aufgebracht werden, folgende Bestandteile vom Rind verwendet: Talg, Gelatine, Kollagen, Elastin, Milch und – sehr selten – Plazentabestandteile.

Zusätzlich gilt ab 1998 für alle kosmetischen Artikel, bzw. deren Inhaltsstoffe, ein Tierversuchsverbot und bereits seit 1997 eine Verschärfung der Kosmetikverordnung nach der

EU-Kosmetik-Richtlinie. Damit werden endlich die Inhaltsstoffe der geheimnisvollen Tiegelchen für den Verbraucher transparenter. Dies wurde von den Allergikern ohnedies schon lange gefordert.

6. Änderungsrichtlinie der Kosmetikverordnung
§ 5a: Deklaration der Erzeugnisse
– Verwendungszweck
– Liste der Bestandteile

§ 5b: Bereithalten der Unterlagen
– Qualitative und quantitative Zusammensetzung
– physikalische, chemische und mikrobiologische Spezifikation
– gute Herstellungspraxis (GMP; § 5c1)

– Beurteilung der Sicherheit
– Erkenntnisse über unerwünschte Nebenwirkungen
– Nachweis der Wirkung

Den Verpflichtungen ist für alle zukünftig marktfähigen Produkte bis zum 30. Juni 1998 nachzukommen.

Weiterführung und Verkauf ab 1.1.1997
– Kosmetika, die den Vorschriften der §§ 4 und 5 der bis zum Inkrafttreten geltenden Fassung der Kosmetikverordnung entsprechen, dürfen nur noch bis zum 30.6.1998 weiterhin hergestellt und eingeführt werden sowie bis zum 30.6.1999 in den Verkehr gebracht werden.
– Kosmetika, die den übrigen Vorschriften der Kosmetikverordnung in der bis zum Inkrafttreten gültigen Fassung entsprechen, dürfen noch bis zum 30.6.1997 hergestellt und eingeführt sowie bis zum 30.6.1998 in den Verkehr gebracht werden.

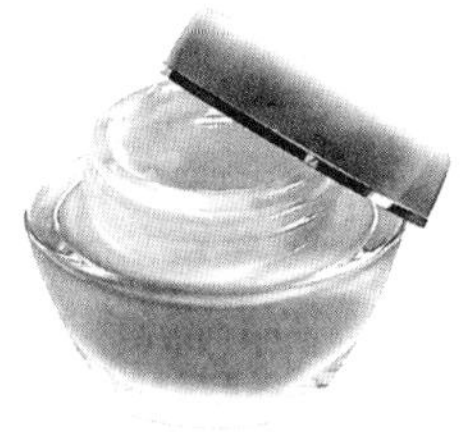

Alle Hersteller sind somit verpflichtet, einen Wirksamkeitsnachweis und eine Unbedenklichkeitsbescheinigung für ihre Produkte zu erbringen sowie einen Herstellungsnachweis. Es müssen neben den Angaben über alle Inhaltsstoffe auch alle Unterstoffe genannt werden, ebenso die Konservierungsmittel und das Verfallsdatum. Diese Daten werden zentral gespeichert, um im Bedarfsfall sofort handeln zu können.
Aber schon vorher ließen sich viele Kosmetikhersteller in die Karten schauen und informierten nach dem BSE-Skandal von sich aus Parfümerien und Kosmetikinstitute über die Herstellung und die Inhaltsstoffe ihrer Cremes und Wässerchen. Einige verschickten sogar amtstierärztliche Bescheinigungen über Herkunft und Aufbereitung ihrer Plazenta-, Kollagen- und Elastin-Rohstoffverarbeitung.
Nach allen bisherigen Erkenntnissen der Wissenschaft besteht keine Gefahr, sich beim Auftragen von Kosmetika auf die Haut zu infizieren.

Die Renaissance der Camouflage

Die Fülle der angebotenen Produkte ist heute unüberschaubar geworden. Die Werbung, statt Orientierungshilfe zu sein, vermittelt nur ein neues Schönheitsideal: Schlank bis zur Magersucht und von makelloser Schönheit. Und je mehr Abbilder perfekter Schönheiten täglich von Zeitschriftenseiten, aus der Fernsehwerbung und in Kinofilmen auf uns einprasseln, desto größer wird der eigene Anspruch an unser Aussehen und das der anderen. Natürlich sind es die »inneren Werte«, die letztendlich zählen. Aber um diese zu erkennen, muß man – und Frau – sich erst einmal näherkommen, was um so leichter gelingt, je ansprechender das Äußere ist.

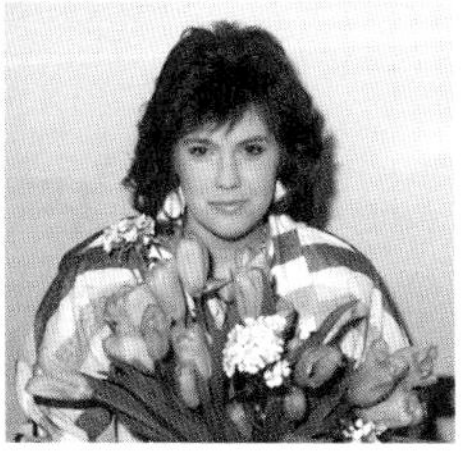

Also greifen immer mehr Menschen in die zahlreichen Schönheitstiegel und -töpfchen, legen Masken auf, reinigen die Haut mit raffinierten Gesichtswässern und krönen all ihre Bemühungen um ein schönes Gesicht mit dem Make-up. Aber das ist noch nicht alles:

In unserer Zeit bietet die medizinisch-kosmetische Camouflage Möglichkeiten, die über das pure Verschönern weit hinausgehen. Mit einer Camouflage lassen sich als störend empfundene Hauterscheinungen so gekonnt »verstecken«, daß sie für die Umwelt beinahe unsichtbar sind. Dunkle Augenschatten, rote Äderchen, Schnupfennasen, Pigmentflecken und Pickel sowie Narben sind nach fachkundiger Anleitung im Nu im do-it-yourself-Verfahren kaschiert. Der alltägliche Beauty-Frieden ist somit wieder einmal gerettet.

Sie wird aber auch angewendet als begleitende Behandlung einer hautärztlichen Therapie, als vorübergehender Ersatz für eine noch ausstehende Therapie oder als letzte Möglichkeit, wenn jegliche andere Behandlung unmöglich oder auf Dauer erfolglos ist.

Voraussetzung für den breiten Einsatz von Camouflage waren dermatologische Forschungen und, auf diesen basierend, die Entwicklung neuer Produkte. Haben doch Camouflage-Substanzen eine Reihe von Voraussetzungen zu erfüllen:

Sie dürfen keine allergischen Reaktionen auslösen, d.h. es müssen Pigmente und Inhaltsstoffe verarbeitet werden, die auf die Haut weder irritierend, sensibilisierend oder photosensibilisierend wirken. Gleichzeitig muß ein UV-Schutz eingearbeitet sein (Wichtig z.B. bei allen Pigmentstörungen wie Vitiligo, den hellen Flecken oder Chloasmen, den dunklen Hautflecken sowie anderen lichtschutzpflichtigen Hautanomalien). Außerdem dürfen sie nicht toxisch wirken, also in bestimmten Mengen das biologische System nicht schädigen. Und schließlich sollten sie die Poren der Haut nicht verstopfen und dort die Bildung von Komedonen (Mitessern) nicht fördern.

Gute Camouflage-Produkte zeichnen sich dadurch aus, daß für ihre Herstellung nur Rohstoffe und Farben verwendet werden, die den Reinheitsanforderungen für Arzneimittelgrundstoffe entsprechen, sowie den Vorschriften der deutschen und der seit dem 1. Januar 1997 geltenden EU-Kosmetik-Verordnung genügen.

Seit Ende der 70er Jahre stehen solche Spezialpräparate zur Verfügung, die farbabweichende Hautanomalien zuverlässig und farbkorrekt abdecken. Sie sind wasserfest und hitzebeständig. Man kann damit baden gehen, sich in der Sonne aufhalten; sie verändern sich nicht beim Schwitzen, sind weitgehend abriebfest und halten etwa 24 bis 36 Stunden. Die große Vielfalt natürlicher Farbtöne – zur Zeit gibt es über 60 Nuancen – macht sie benutzerfreundlich. Deshalb empfinden Betroffene die aufgetragenen Camouflage-Präparate als hautfreundlich und angenehm. Das wird mir tagtäglich von Models, Schauspielerinnen, aber auch von Frau und Mann von nebenan sowie von Brand- und Unfallopfern bestätigt.

Perfekt – mit Camouflage

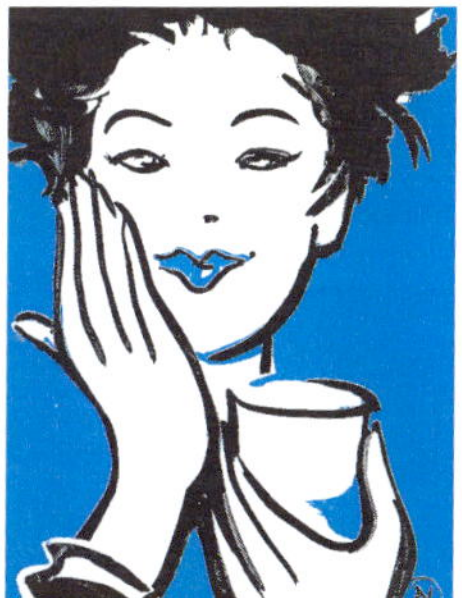

Weitere Eigenschaften, die man von einem guten Camouflage-Produkt fordern kann, sind: hohe Deckkraft, Mischbarkeit, leicht aufzutragen, am ganzen Körper einsetzbar, geruchsneutral, mengenmäßig am individuellen Bedarf orientiert, d.h. Farbpaletten unterschiedlicher Größen.

Wichtig für Frauen ist, daß die Camouflage mit dekorativen Kosmetika – wie z.B. Wangenrouge – überschminkt wer-

den kann, was die Gesamtwirkung noch natürlicher macht. Den Dermatologen und den Kosmetikerinnen ist mit der Camouflage-Technik ein Mittel in die Hand gegeben, all jenen zu helfen, die sich durch ihre Hautanomalien psychisch gehemmt fühlen. Besonders Farbabweichungen der Haut im Gesicht und im Halsbereich ziehen die Blicke der Mitmenschen fast automatisch auf sich. Das wirkt sich auf den Betroffenen oft sehr belastend aus – bis hin zur Frustration und psychischen Verstimmungen aller Art. Die Folgen sind oft Störungen sozialer Kontakte und berufliche Mißerfolge. Verstärkt wird diese Entwicklung durch den besonders seit den 90er Jahren propagierten Trend zur perfekten Erscheinung: Titelbilder, Werbefotos und Top-Models führen uns tagtäglich vor, wie wir auszusehen haben, um gesellschaftlich anerkannt zu sein. Aber niemand von uns ist vollkommen, und viele leiden unter ihren »Hautmakeln«. Diesen Menschen helfen zu wollen war der Anlaß, mich als Visagist und Kosmetologe mit der Camouflage zu beschäftigen.
Anfangs hielt ich dazu kostenlos Vorträge in Krankenhäusern, Schulen, Vereinen, Hotels etc. Erst dabei wurde mir deutlich, wie viele Menschen durch Unfälle, Krankheiten oder von Geburt an unter ihren Hautanomalien leiden. Später habe ich Kosmetikerinnen und Visagisten zu Camouflagisten ausgebildet. Diese Ausbildung umfaßt das Vermitteln medizinisch-dermatologischer Kenntnisse ebenso wie psychologische Grundlagen, handwerkliche Kenntnisse und die Schulung des künstlerischen Auges. Jeder, der Camouflage anwenden will, muß wissen, bei welchen Hautanomalien sie angezeigt ist und bei welchen nicht. Der kosmetologisch versierte Arzt wird Betroffene sachkundig beraten und gegebenenfalls einen Camouflagisten hinzuziehen. Niemals aber darf die Anwendung einer Camouflage dazu führen, eine eigentlich nötige ärztliche Therapie zu vernachlässigen.

Klassische Anwendungsgebiete der medizinischen Camouflage

Die Camouflage ist bei den unterschiedlichsten kosmetisch beeinträchtigenden Hautveränderungen möglich.

1. Verminderte Einlagerung von Farbpigmenten in der Haut (**Hypopigmentierung**). Beispiele: Albinismus, Vitiligo, Psoriasis u.a. oder Pigmentschwund (Depigmentierung).
2. Örtlich begrenzte oder überall auftretende verstärkte Färbung der Haut durch vermehrte Bildung von Pigment (**Hyperpigmentierung**). Beispiele: Schwangerschaftsflecken, plane Muttermale, Leberflecken.
3. Andere **Hautveränderungen**: z.B. Narben, Tätowierungen, Hauterkrankungen wie Rosazea, Kaposi-Sarkom, Besenreiser, Feuermale u.a.m.

Besuch auf der Aidsstation

Wie wichtig eine Camouflage für Menschen sein kann, habe ich schon häufig erlebt, aber noch niemals so eindringlich und berührend wie bei einem Besuch im Krankenhaus: Mit einer befreundeten Sängerin und ihrem Gitarristen war ich zu Gast im Berliner Auguste-Viktoria- Krankenhaus: auf der Aidsstation. Ich hatte eine Reihe von Liedern geschrieben, über die Liebe, das Leben und den Tod. Und wir hatten daraus ein zweistündiges Programm gestaltet, das wir den dort liegenden Kranken vortragen wollten. Als wir ankamen, wurden wir schon ungeduldig erwartet, nicht nur von den Patienten – einige von ihnen wurden in ihren Betten zur Vorstellung gefahren –, sondern auch von ihren Angehörigen und allen Schwestern und Ärzten, die sich zwischendurch kurz Zeit nehmen konnten.

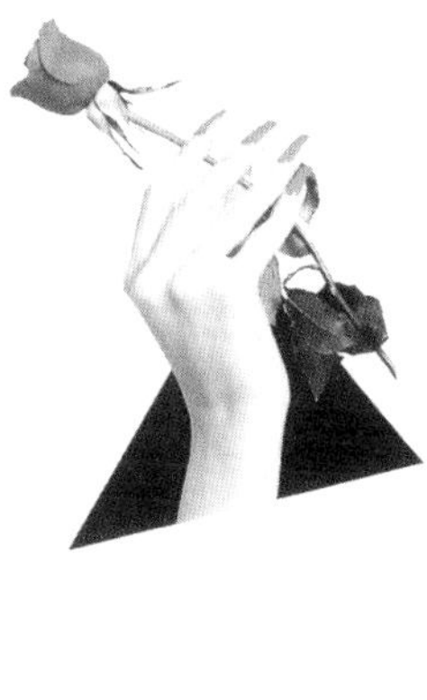

Wir waren natürlich sehr aufgeregt, denn einige der Kranken waren ganz offensichtlich in schlechter Verfassung, wollten aber alle an dieser Veranstaltung teilnehmen. Mitten im Programm, verließ einer der Patienten den Raum. Ich dachte traurig, daß es ihm nicht gefiele. Aber wir machten natürlich mit viel Elan weiter und fanden begeisterte Zuhörer. Endlich war unsere Vorstellung beendet, als der Patient wiederkam, der gegangen war: In seinen Händen hielt er drei einzelne rote Rosen, die er unter großen Mühen besorgt hatte und uns überreichte. Diese schöne Geste brach den Bann, und etliche der Kranken kamen nach vorn, um mit uns zu reden. Und wir redeten über ihre Krankheit, die Reaktionen der Mitmenschen darauf, ihre Probleme, ihr Aussehen. Viele von ihnen hatten das sogenannte Kaposi-Sarkom, eine bei Aids äußerst aggressiv auftretende Hauterkrankung, die schwer zu behandeln ist (z.B. mit Interferon-, Prednisolon und – neuerdings etwas Hoffnung gebend – mit Proteasehemmern, einen Kombinationspräparat) und die die Betroffenen äußerlich nachgerade stigmatisiert. Hier erweist sich die Anwendung von Camouflage als ausgesprochen segensreich, weswegen sie auch ein Bestandteil der Therapie ist. Ich war sehr froh, daß ich den Patienten wichtige Hinweise zur Camouflage und ihrer Anwendung geben konnte.

Anwendung der medizinischen Camouflage bei: Albinismus, Vitiligo, Psoriasis, Pigmentschwund; verstärkter oder übermäßiger Pigmentierung einzelner Stellen; Narben, Tätowierungen, Rosazea, Kaposi-Sarkom, Feuermal, Besenreiser u.a.

Bei jeder dieser genannten – nicht vollständig aufgezählten – Hautveränderungen wird der behandelnde Hautarzt die individuelle Eignung für eine Camouflage-Behandlung prüfen.

Schwierige Anwendungen der Camouflage sollten in enger Abstimmung zwischen dem behandelnden Hautarzt und der qualifizierten Kosmetikerin durchgeführt werden.

Kosmetische Camouflage

Darüber hinaus ist Camouflage natürlich auch als »nicht-medizinische Tarnung« machbar: z.B. bei Altersflecken am Dekolleté, dunklen Augenringen, verblaßten oder störenden Tätowierungen, roten Nasen oder Blutergüssen. Und bei all den kleinen oder großen »Desastern«, zu denen ein harmloser Pickel zur falschen Zeit und am falschen Ort sich auswachsen kann.

Das sollten Sie beim Camouflieren beachten:

- Wählen Sie zum Camouflieren einen Arbeitsplatz mit Tageslicht.
- Tragen Sie vor dem Camouflieren keinesfalls eine Fettcreme auf, sondern benutzen Sie eine Feuchtigkeitscreme.
- Verstreichen Sie die Camouflage nur mit Mittel- und Ringfinger. Zum Ausblenden der Creme in die Umgebung eignet sich am besten der Daumen.
- Zum Camouflieren von kleinen Narben, Augenschatten und einzelnen Pickeln verwenden Sie besser einen kleinen Pinsel.
- Streichen Sie die Creme stets dünn und gleichmäßig bis ca. zwei Zentimeter über den Rand der zu korrigierenden Hautpartie hinaus.
- Um die Camouflage natürlich erscheinen zu lassen, ist ein typgerechtes und sorgfältiges Schattieren mit einem Rouge erforderlich.
- Ändern Sie je nach Jahreszeit oder Sonneneinfluß den Farbton der verwendeten Camouflage, da sich Ihr Hautton ebenfalls ändert.

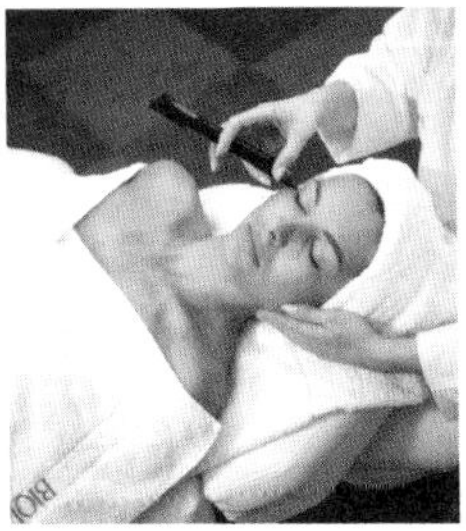

Kleine Produktinformation

Der Kosmetikmarkt ist voll von gut deckenden, hautschonenden, allergiegetesteten, klinikerprobten, preiswerten, aber auch noblen Camouflage-Produkten. Dabei muß das Teuerste nicht unbedingt immer das Beste sein. Aber auch hier geht das Probieren über das Studieren und auch ich – als alter Kosmetikhase – lerne in puncto Camouflage-Neuheiten noch jeden Tag dazu. Gut sind die meisten Produkte, wenn auch nicht jeder Hersteller für jede Haut und deren Bedürfnisse immer das Passende im Sortiment hat. Ein wenig suchen und testen lohnt immer.

Folgende Camouflage-Präparate sind im Handel erhältlich:

- Reinigungsmilch, Reinigungscreme, Gesichtswasser, Lotionen, Peeling-Masken, Feuchtigkeitsemulsionen,
- Abdeckcreme in großen und kleinen Tiegeln,
- Abdeckcreme in eleganten Spiegeldosen,
- Abdeckcreme in Tuben,
- Abdeckstifte als Dreh- und Holzstifte,
- antiseptische Pickelabdeckstifte,
- Neutralizer in Grün,
- Aufhell-Lotionen,
- Cremeblusher in Rougenuancen,
- Schattierrouge,
- Auftrageschwämmchen,
- Puderbürsten,
- Camouflage-Paletten mit sechs, zwölf oder 24 Farben,
- Minipaletten mit 16 Farben,
- Bodycover in Tuben
- Fixierpuder, lose und gepreßt von hell bis dunkel,
- Fixierspray mit und ohne Lichtschutzfaktor,
- Vieles gibt es auch in einer Soft- oder Lightversion für zarte Abdeckungen.

Ein Wunderwerk der Natur – die Haut

Bau und Funktion der Haut

Die menschliche Haut ist ein wahres Wunderwerk der Natur. Sie ist nicht nur schlechthin die Hülle des Körpers, sondern auch mit einer Fläche von ca. 1,6 bis 1,8 m^2 und etwa zwei Kilogramm Gewicht sein größtes Organ.
Vielfältig sind die Aufgaben, die unsere Haut zu erfüllen hat: Sie bildet eine Barriere zwischen unserem Körper und der Umgebung, schützt ihn vor allen schädlichen Umwelteinflüssen und verhindert sein Austrocknen. Und sie reguliert die Körpertemperatur. Dafür sorgen pro cm^2 Haut zehn Kältekörperchen und zwei Krause- Endkolben. Diese registrieren den Temperaturunterschied zwischen der Hautoberfläche und der Umgebung und bewirken die entsprechende Regulation der Durchblutung und Schweißabsonderung und halten so die Temperatur unseres Körpers annähernd konstant.
Neben dem Temperaturempfinden ist die Haut auch für das Tast- und Schmerzempfinden zuständig. Dafür sorgen die sogenannten Tastkörperchen, von denen sich etwa 100 in 1 cm^2 unbehaarter und ca. 25 in 1 cm^2 behaarter Haut befinden. Mit ihrer Hilfe erspüren wir Berührungen ebenso wie die Beschaffenheit der Umgebung.
Über die Haut scheiden wir mit dem Schweiß Schlacke aus dem Körper aus; bei gestörten Darm- oder Nierenfunktionen ist diese Ausscheidung unverhältnismäßig groß, ebenso bei Leberstörungen. Die Haut ist überfordert und signalisiert das mit Unreinhei-

Die Funktionen der Haut:
– Schutz vor mechanischen, chemischen und physikalischen Einwirkungen
– Temperaturregelung
– Sinnesorgan
– Ausscheidungsorgan
– Aufnahmeorgan
– Sekretionsorgan
– Speicherorgan

ten, Entzündungen oder Eiterungen. Aber auch andere Abwehr- und Schutzfunktionen obliegen der Haut. Aus den Absonderungen der Talg- und Schweißdrüsen wird eine Fett-Säure-Schutzschicht gebildet. Dieses saure Milieu wehrt angreifende Krankheitserreger ab.

Schutzfunktionen der Haut

Hornschicht, Bindegewebe und Fettpolster sind ein Schutzschild vor mechanischen, der Säurefettmantel der Haut vor chemischen Einwirkungen; und mit der Ausbildung der sogenannten Lichtschwiele (einer Verdickung der Hornhautschicht) und vermehrter Produktion von Pigmenten bietet die Haut Schutz vor ultraviolettem Licht.

Auch vor der schädigenden UV-B-Strahlung der Sonne bietet die Haut Schutz, indem sie mit Verdickung und vermehrter Farbstoffbildung reagiert. Diese Bräunung filtert die Strahlen der Sonne und bewahrt das tiefer gelegene Gewebe vor Schäden.

Zu lange und zu intensive Sonnenbestrahlung der Haut führt zu einem Sonnenbrand. Die meisten Menschen haben das schon einmal erlebt: Die Haut rötet sich, wird heiß und empfindlich, kann anschwellen und – bei starkem Sonnenbrand – Blasen bilden. Häufiger Sonnenbrand oder regelmäßige ausgedehnte Sonnenbäder lassen die Haut schneller altern und erhöhen die Gefahr; Hautkrebs auszubilden: zuerst krebsrot, dann krebstot! Mediziner wissen es: Unsere Haut hat ein Elefantengedächtnis. Selbst der kleinste Sonnenbrand wird registriert und läßt die Haut schneller altern. Daher sollte man exzessives Sonnenbaden vermeiden, ein Sonnenschutzmittel mit einem starken Lichtschutzfaktor benutzen und nur eine langsame Bräunung anstreben. Diese hält besser, ist gleichmäßiger und bela-

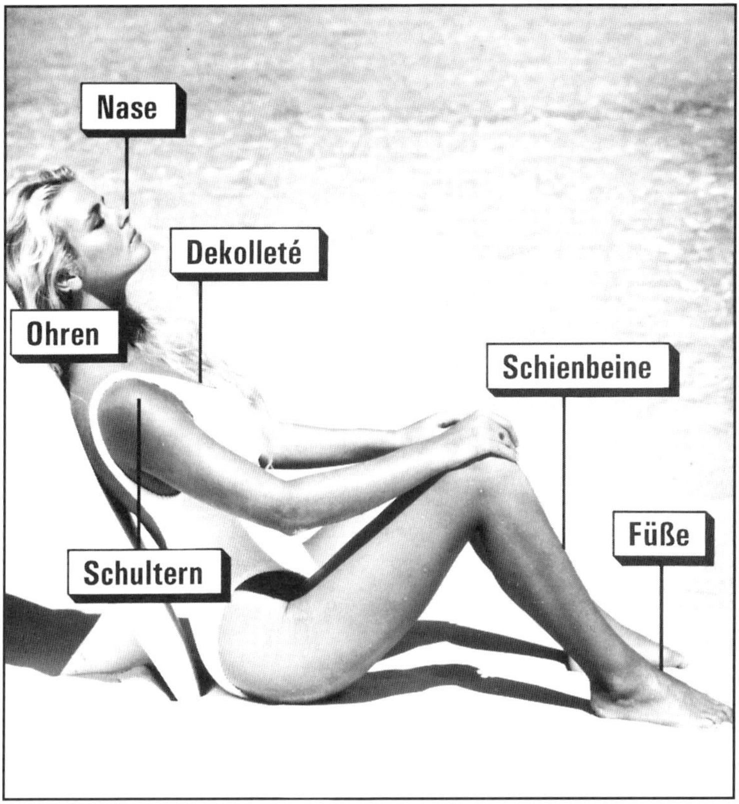

Vorsicht, Sonnenbrand! Schützen Sie die gefährdeten Hautstellen besonders.

stet die Haut weniger. Die Jugendsünden einer UV-Licht-Überdosierung rächen sich – wie gesagt – im Alter von 40 bis 50 Jahren, denn die Haut vergißt nichts. Die einmal geschädigte Erbsubstanz der Zellen und die dadurch entstandenen Defekte sind irreparabel. Vielleicht bietet die im Moment kontrovers diskutierte Genforschung hierfür irgendwann einmal eine Lösung. Doch bis dahin rate ich: Vorbeugen ist besser als »verbrennen«. »Safer Sun« ist trendy, flirten Sie also niemals ohne Schutz mit dem heißen Stern. Sonst altert die Haut vorzeitig, wird faltig, runzlig und trocken.

So reguliert die Haut Temperaturen:
- durch Erweiterung der Blutgefäße bei Hitze
- durch Verengung der Blutgefäße bei Kälte
- durch die Abgabe von Verdunstungswärme

Das neben der Leber vielseitigste Organ Haut ist auch Bestandteil unseres Immunsystems. Die Haut kann gegen Krankheitserreger Abwehrstoffe produzieren. Nach neueren amerikanischen Studien spielt sie auch eine wichtige Rolle für die Reifung der T-Lymphozyten, die u.a. als Abwehrzellen in den Organismus eindringende Krankheitserreger und Krebszellen angreifen. Ein Querschnitt durch die Haut zeigt als ihre Hauptschichten Oberhaut, Lederhaut und Unterhaut.

Aufbau der Haut

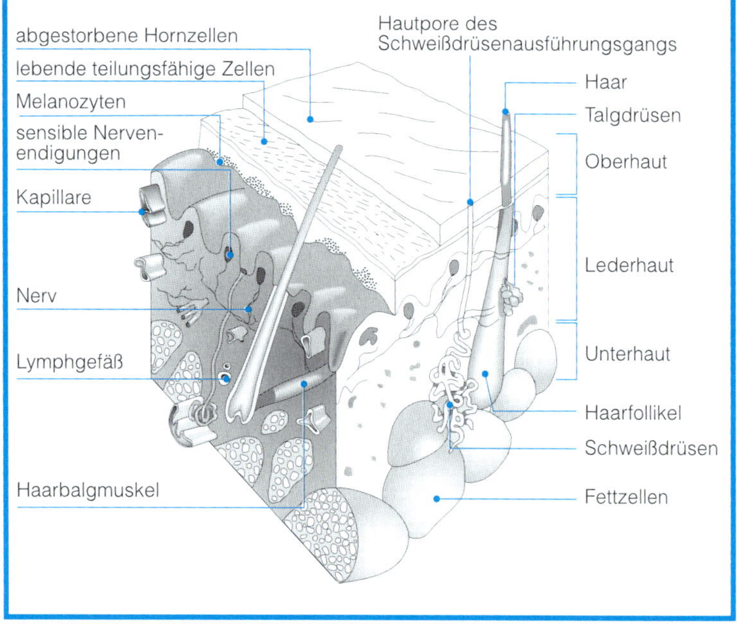

Aufbau der Haut

Oberhaut (Epidermis)

- Hornschicht (Stratum corneum): Schützt vor Wasserverlust, chemischen und physikalischen Einwirkungen und vor schädlicher kosmischer Strahlung.
- Körnerschicht (Stratum granulosum): Bildet die Hornsubstanzen.
- Stachelzellschicht (Stratum spinosum): Macht die Elastizität der Haut aus.
- Keimschicht (Stratum basale): Ort der Zellteilung

Lederhaut (Cutis)

Die Lederhaut enthält Füll- und Kittsubstanzen aus kollagenen (leimgebenden) und elastischen Fasern und aus vielen Nervenfasern mit den spezischen Endorganen für Schmerz-, Temperatur-, Druck- und Berührungsempfinden. In der Lederhaut sind sämtliche Hautanhangsgebilde lokalisiert.

- Papillarschicht (Stratum papillare)
- Faserbündelschicht (Stratum reticulare)

Unterhautfettgewebe (Subcutis)

Hautanhangsgebilde (Adnex)

- Schweißdrüsen (Ekkrine)
- Duftdrüsen (Apokrine)
- Talgdrüsen (Glandula sebacea)
- Haare
- Nägel

Mit Fixierspray wird jedes Make-up wisch- und wasserfest.

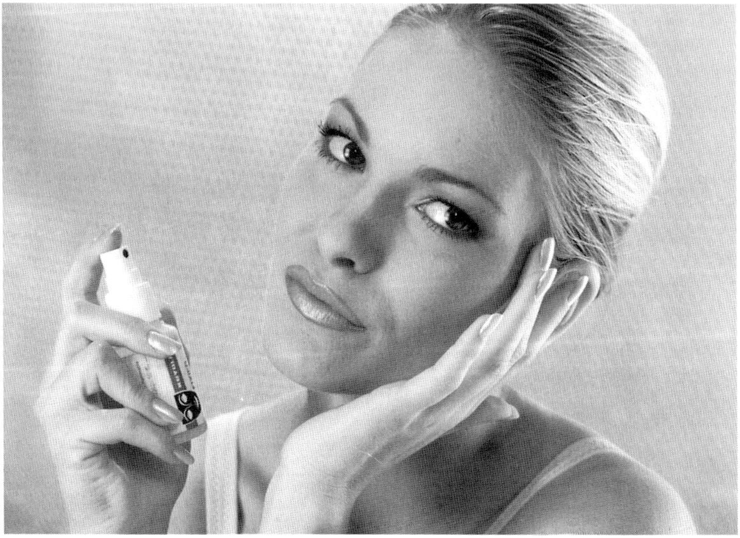

Die Oberhaut – 0,5 bis 1,2 mm stark – besteht aus mehreren Epithelschichten und wird von der darunterliegenden Lederhaut versorgt. Die Zellteilung findet in der unteren Keimschicht der Oberhaut statt. Die neuen Zellen gelangen innerhalb von 30 Tagen zur Hautoberfläche. Auch die Pigmentkörperchen befinden sich hier. Ihre Zahl ist erblich festgelegt und sie dienen der Hautfärbung und Bräunung bei UV-Bestrahlung.

Die Lederhaut ist die mittlere Schicht zwischen Ober- und Unterhaut. Ihr Bindegewebe und die elastischen Fasern bestimmen maßgeblich die Spannkraft und Struktur der Haut mit. Die mit Blutgefäßen versehenen Papillen der Lederhaut ragen in die Keimschicht der Oberhaut hinein und versorgen sie mit Blut. Das für jeden Menschen typische Muster des Fingerabdruckes wird ebenfalls von ihnen gebildet.

Das in den Gefäßen der Lederhaut fließende Blut bestimmt die Hautfarbe mit. Eine Weit- bzw. Engstellung der Blutgefäße bewirkt das Erröten oder Erblassen des Menschen.

Fettgewebe, das durch lockeres Bindegewebe mit Gewebsflüssigkeit in einzelne Bezirke aufgeteilt ist, bildet die Unterhaut. Die Spannkraft der Haut wird durch diese Flüssigkeit bestimmt. Sie nimmt im Alter ab, und die Haut wird schlaffer. Das sogenannte Speicherfett lagert sich bei einem Überangebot im Brust-, Rücken-, Bauch- und Oberschenkelbereich ein.

Weitere Bestandteile dieser verschiedenen Hautschichten sind Drüsen, Haare und Nägel.

Die Schweißdrüsen sondern täglich etwa 0,5 bis 1 Liter Schweiß, aus dem Blut gefiltertes Wasser, Salze und Schlacken, ab, der zur Regulation der Körpertemperatur auf der Haut unsichtbar verdunstet. Erst bei größerer Hitze oder körperlicher Belastung werden – um die Körpertemperatur durch die Verdunstungskühle gleichzuhalten – bis zu zwei Liter Schweiß pro Stunde sichtbar abgegeben. Der Mensch schwitzt. Wird dieser Schweiß durch Bakterien auf der Haut zersetzt, entsteht unangenehmer Schweißgeruch. Dem kann man vorbeugen, indem man nach dem Waschen einen alkohol- und parfümfreien Deoroller benutzt.

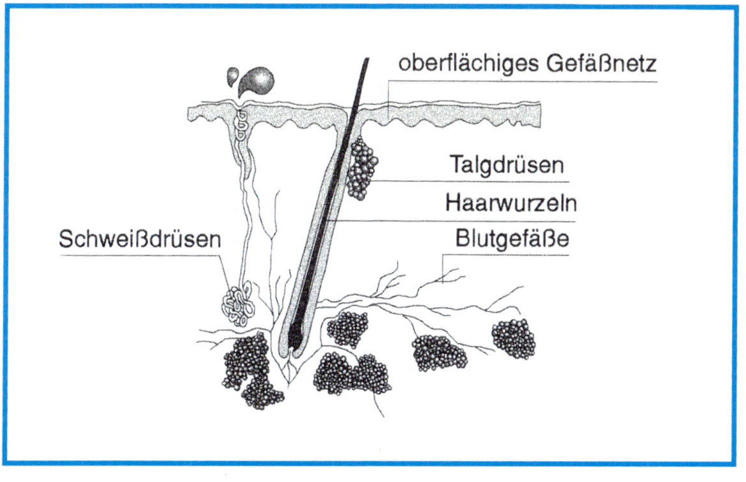

Der von den Duftdrüsen produzierte körpereigene Geruch hat mit dem oben beschriebenen Schweißgeruch nichts zu tun. Er wird auch nicht bewußt wahrgenommen, entscheidet aber meist mit darüber, ob man einen Menschen auf Anhieb »riechen« kann oder ihn unsympathisch findet. Die Duftdrüsen sind in Achselhöhlen, Leisten- und Genitalbereich, an Brustwarzen und After lokalisiert.
Die Haare bedecken – außer an den Handflächen und Fußsohlen – unseren gesamten Körper, auch wenn sie an vielen Hautregionen so fein und hell sind, daß man sie kaum erkennen kann.
Zwar haben die Haare keine lebenswichtige Funktion für unsere Gesundheit mehr, aber da sie unser Erscheinungsbild prägen, beeinflussen sie auch unser psychisches Wohlbefinden. Das Haar besteht aus Keratinzellen, die sich langsam aus der Haut herausschieben. Zwei bis sechs Jahre lang wächst eine gesundes Haar täglich um 0,35 Millimeter. Dieser Wachstumsphase schließt sich eine Ruhephase von rund drei Monaten an. Danach fällt das Haar aus, und bald wächst an dieser Stelle ein neues nach. Der Mensch besitzt auf dem Kopf durchschnittlich 100 000 Haare, von denen er etwa 50 pro Tag verliert. Normal ist auch noch ein Verlust von bis zu 100 Haaren am Tag.
Die Nägel – bestehend aus Hornmaterial (Keratin) – wachsen pro Tag bis zu 0,1 Millimeter aus dem Nagelbett heraus. Dabei wachsen die Fingernägel schneller als die Zehennägel. Wetter, Nässe, Kälte oder Chemikalien setzen ihnen zu oder führen zu Verletzungen. Eine Reihe von Allgemeinerkrankungen kann ihr Wachstum verzögern oder sie verdünnen, verformen und verfärben. Ein guter Allgemeinzustand, die richtige Ernährung und Pflege sind die Garanten für gesunde und schöne Fingernägel.

Ernährung – Hautpflege von innen

Die regelmäßige und richtige Pflege der Haut von außen wird von vielen Menschen praktiziert. Man spart weder an Reinigungsmitteln noch an hautpflegenden Substanzen mit all den raffinierten Ingredienzen moderner kosmetologischer Forschung.

Weitaus weniger Menschen jedoch beherzigen die Grundregeln der »Hautpflege von innen«. Dabei verdankt die Haut ihre Gesundheit und Schönheit vor allem einem gut funktionierenden Stoffwechsel. Wie der ganze Organismus, braucht auch unsere Haut Vitamine, Spurenelemente und Mineralstoffe. Die erhält sie aber nur über das Blut. Da die Haut in der Epidermis nur spärlich mit Blut versorgt wird, muß dieses mit all den genannten Stoffen üppig angereichert sein. Das ist aber nur dann der Fall, wenn wir mit einer ausgewogenen und gesunden Ernährung diese Bestandteile zu uns nehmen. Der Rat der Ernährungsforscher für den gesunden Erwachsenen lautet: Die Nahrung sollte zu 60 Prozent aus Kohlenhydraten, zu zehn Prozent aus Eiweiß und zu weniger als 30 Prozent aus Fett bestehen. Außerdem sollte die Kost ballaststoffreich sein. Die Ballaststoffe – vor allem enthalten im Gemüse, Salat und Obst – bewirken eine gesunde Darmflora, welche aus den Darmbakterien und Enzymen gebildet wird. Sie spalten die Nahrungsbestandteile auf und wirken damit reinigend auf die Haut. Kaltgepreßte Pflanzenöle und Fisch liefern uns ungesättigte Fettsäuren, die die Haut geschmeidig weich halten. Desgleichen die in Eiern, Vollkornprodukten, Milch und Käse enthaltene Aminosäure Cystein. Falten – und Runzeln –, Eiweiß unter der Haut wird von eiweißspaltenden Enzymen wie Bromalain, enthalten z.B. in Ananas, abgebaut. Und frisches Obst enthält viel Vitamin C, das dem Neuaufbau von Hautkollagen dient. Das

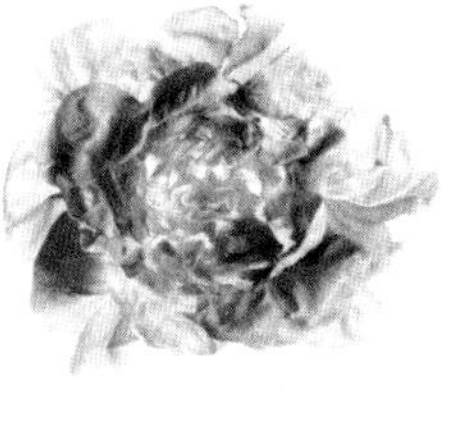

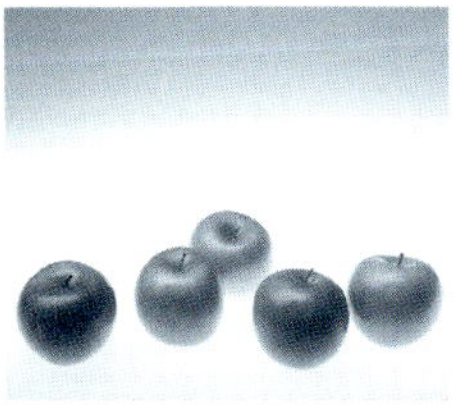

dazu benötigte Zink – ein wertvolles Spurenelement – ist vorhanden in Vollkornprodukten, Bierhefe, Melasse und Weizenkleie.
Zu einer gesunden Ernährung gehört natürlich auch ausreichende Flüssigkeit. Leider trinken viele Menschen zuwenig und belasten damit ihren Organismus. Als Richtzahl gilt, daß der Mensch täglich zwei Liter Flüssigkeit trinken soll. Ideale Getränke für die menschliche Ernährung sind sauberes Leitungswasser und Mineralwasser, sie sind kalorienfrei und können in den benötigten großen Mengen getrunken werden. Wer zuwenig trinkt, schädigt auf Dauer Nieren, Leber, Darm und Lunge, aber auch die Schleimhäute. Das Ergebnis ist auch an der Haut abzulesen: Sie wirkt grau, unrein, trocken und faltig. Dagegen blüht man förmlich auf, wenn man seinem Körper ausreichend Flüssigkeit zuführt.
Der Verzicht auf Nikotin und ausreichender Schlaf runden die Hautpflege von innen ab. Unsere Haut dankt es uns mit Gesundheit und strahlendem Aussehen.

So pflegen Sie Ihre Haut von außen

Von der schönen Kleopatra (69–30 v.u.Z.), der letzten ägyptischen Königin aus der Dynastie der Ptolemäer, wissen wir, daß sie regelmäßig in Stutenmilch badete, während die Frau des römischen Kaisers Nero, Poppeia (1. Jh.u.Z.), Eselsmilch als Schönheitsmittel bevorzugte, um ihre Haut schön und geschmeidig zu machen. Die Jahrtausende alte Geschichte der Stutenmilch strebt heute einer neuen Blütezeit entgegen. Und wer es mit den Schönen des Altertums halten möchte, kann auf entsprechende Produktangebote zurückgreifen. Aber es geht auch wesentlich billiger.
Regelmäßigkeit ist das A und O jeglicher Hautpflege – nicht

nur aus hygienischen Gründen, um Hauterkrankungen vorzubeugen, sondern auch, um unser eigenes Wohlbefinden zu erhöhen. Welche Art von Pflege betrieben wird, ist immer auch vom jeweiligen Hauttyp abhängig, davon also, ob man eine trockene, normale, fettige oder – was auf viele Menschen zutrifft – eine Mischhaut hat.

Die Hauttypen

Trockene Haut (Sebostase)

Sie ist gekennzeichnet durch:
– verminderte Talgproduktion
– verminderte Schweißabsonderung
– vermindertes Wasserbindungsvermögen.

Mit dem Wasserverlust kann die Haut ihre Barrierefunktion nicht mehr erfüllen, sie wird weniger elastisch und reagiert mit erhöhter Entzündungsbereitschaft.

Fettige Haut (Seborrhoe)

Man unterscheidet:
– die trockene Form (Seborrhoea sicca) mit Fettschuppen, roten Flecken, Spannungsgefühl
– die ölige Form (Seborrhoea oleosa) mit dick wirkender, grober und großporiger Haut, strähnigem, fettigem Haar und verstärkter Bildung von Mitessern (Komedonen).

Auch jahreszeitlich schwankt der Hauttyp: Im Winter ist die Haut trockener als im Sommer.

Ebenso beeinflussen Hormone und der allgemeine Gesundheitszustand die Haut.

Die Zahl der angebotenen Mittel für die Reinigung und Pflege der Haut ist fast unübersehbar und jeder von uns muß im Laufe der Zeit mehr oder weniger ausprobieren, um herauszufinden, was der eigenen Haut gut bekommt und was nicht. Verführerisch wie der Inhalt sind auch die vielen verschie-

Unabhängig vom Hauttyp, weist die empfindliche Haut eine erhöhte Neigung zu gereizten Reaktionen auf Umwelteinflüsse auf. Sie bedarf deshalb einer besonderen individuellen Pflege entsprechend dem jeweiligen Zustand.

denen Näpfchen, Töpfchen, Dosen und Tuben zum Reinigen, Pflegen, Straffen oder Abdecken. Sie enthalten duftende oder parfümfreie Cremes, Salben, Lotionen oder Lösungen.

SALBEN sind streichfähige Zubereitungen, fettig, enthalten wenig oder gar kein Wasser. Sie dürfen Konservierungsmittel und Antioxydantien enthalten.

CREMES sind Mischungen (Emulsionen) aus Wasser und Fett. Wir kennen die äußerst fetthaltigen Wasser-in-Öl-Emulsionen und die weniger fettenden Öl-in-Wasser-Emulsionen, die sich gut auf der Haut verteilen lassen und schnell einziehen.

LOTIONEN (kosmetische) sind wasserhaltige, dünnflüssige Cremes.

LÖSUNGEN sind Gemische aus Wasser oder Alkohol mit darin aufgelösten Fettstoffen. Sie wirken austrocknend.

Zur Reinigung der Haut reicht eigentlich regelmäßiges Waschen mit einer milden Seife aus. Über die Wahl des Reinigungsmittels entscheiden zuerst einmal der persönliche Geschmack und der Zustand der Haut.

SEIFEN greifen aufgrund ihres hohen pH-Wertes den Säureschutzmantel der Haut an. Für die Hautreinigung – besonders des Gesichtes – sind sie nur geeignet, sofern sie einen hohen Anteil an rückfettenden Substanzen aufweisen.

SYNDETS: Bezeichnung für eine Seife, die ausschließlich aus synthetischen Rohstoffen hergestellt wird. Als feste oder als Flüssigseife. Ihr pH-Wert liegt in etwa bei 6, wodurch sie auch hautfreundlicher als herkömmliche Seifen sind.

REINIGUNGSMILCH ist eine pH-neutrale, dünnflüssige Öl-in-Wasser-Emulsion, die auf die Haut aufgetragen und mit Wasser abgespült wird. Sie entfettet wenig, reinigt die Haut schonend und eignet sich gut zur Entfernung von Make-up und Camouflage.

Aus der Geschichte der Seife

Bereits vor über 4000 Jahren entwickelten die im Delta zwischen Euphrat und Tigris lebenden Sumerer das erste uns bekannte Seifenrezept. Archäologen fanden es auf Keilschrifttafeln geritzt. Benutzt wurde diese Seife vorwiegend zum Waschen der Kleidung.

Erst der römische Arzt Galenus entdeckte um 200 u. Z., daß man sich mit Seife auch waschen kann. In den berühmten Bädern des alten Roms erhielten die Besucher schon am Eingang ein Stück Seife. Hergestellt wurde sie aus Ziegenfett und Holzasche.

Im Mittelalter fand man eine neue Methode des Seifekochens. Bedeutendste Produktionsstätten wurden Alicante, Venedig und Marseille. Von dort stammte auch die berühmte »Savon de Marseille«. In der Zeit des Barock war man in der feinen Gesellschaft dem Waschen abhold. 1791 erfand der Franzose Leblanc eine neue Technologie der Seifenherstellung, indem es ihm gelang, das Soda künstlich aus Kochsalz herzustellen. Mit dem Beginn des 19. Jh. – auch das Pflegeverhalten der Menschen hatte sich verändert – verfeinerte man die Seifen mit tropischen Ölen. Das Zeitalter der industriellen Seifenproduktion brach an.

REINIGUNGSCREME hat heute nichts mehr mit der »Abschminke« von gestern zu tun, die ausschließlich aus Vaseline bestand. Reinigungscreme ist heutzutage nichts anderes als eine fettere Reinigungsmilch und entfernt dadurch schonend auch stärkeres Make-up und Camouflage-Abdeckungen.

GESICHTSWASSER sind meist alkoholhaltig – es gibt auch alkoholfreie – und wirken erfrischend. Wegen ihrer stark entfettenden und austrocknenden Wirkungen werden sie

von Fachleuten seltener empfohlen. Alkoholfreie Gesichtswasser können mit den verschiedensten Kräutern, zur Beruhigung oder zur Erfrischung der Haut, versehen sein und eignen sich auch für empfindlichere Haut.
Die sich an die Reinigung anschließende Pflege der Haut ist ebenfalls abhängig vom Hauttyp. Dabei gilt: Trockene Haut mit fetthaltigen Pflegemitteln behandeln, fettige Haut mit fettarmen und entfettenden Wirkstoffen; die normale Haut bedarf eigentlich keiner besonderen Pflege – sie wird im Alter trockener und ist wie trockene Haut zu pflegen.

Cosmeceuticals – eine neue Generation von Kosmetika
Cosmeceuticals (der Begriff ist eine Zusammensetzung aus den Wörtern *Cosmeticum* und *Pharmaceuticum*) sind keine neuen kosmetischen Stoffe oder Produktgruppen, sondern nur anders hergestellte: Durch Veresterung, Chelierung, Mikronisation und Konzentration werden Wirkungen und Resultate herkömmlicher Kosmetika entscheidend übertroffen. Zu ihren hochwirksamen Inhaltstoffen, die der Hautverjüngung dienen, gehören u.a. mikronisierte Vitamine, Glykozitrat, Salizyl- und Hyaluronsäure.

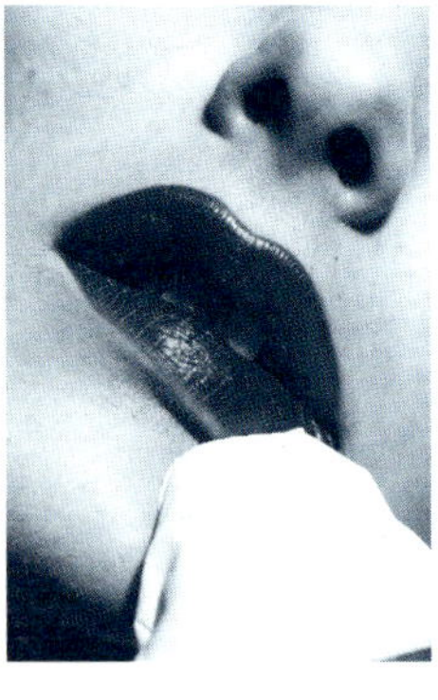

Liposome – das Wort stammt aus dem Griechischen und bedeutet Fettkörper – und ihre Varianten wie die Hydrosome, Noctosome und Sphingosome sind eigentlich Transportvehikel. In einer Hohlkugel, die ihrerseits von einer fettähnlichen Doppelhülle umgeben ist, befinden sich in einer wäßrigen Phase Wirkstoffe. Die Hülle selbst besteht neben den sogenannten Phospholipiden unter anderem aus Ceramiden, Cholesterol, Fettsäuren und Niosomen (das sind synthetische nichtionische Tenside). Die Größe der Liposome ist je nach Art verschieden. Ihr Durchmesser beträgt jedoch in den kosmetischen Produkten meist zwischen 20 und 3500 nm

(Nanometer = Milliardstelmeter). Die äußerlich aufgebrachten Liposome durchdringen die Hornschicht der Haut und gelangen durch die Barriereschicht zum Teil bis in die lebende Hautschicht. Da die Zellzwischenräume nur 30 nm betragen, gelingt das kleinen Liposomen besser. Während Liposome nur Wasserlösliches transportieren, umschließen die Nanopartikel in ihrem Inneren einen Lipidkern, der mit Ölen und Vitaminen angereichert ist.

Erfolgreich auf dem Kosmetikmarkt sind auch die **Fruchtsäuren** (Alpha-Hydroxysäuren, sog. AHAs). Zu ihnen gehören Äpfel- Zitronen-, Glykol-, Milch- und Weinsäuren. Während Hautärzte sie schon länger bei Ekzemen, Schuppen und Akne einsetzen, werden sie nun auch in der Kosmetik verwendet, um Hautfalten zu glätten und Pigmentflecken zu beseitigen. Jedoch ist das sanfte Peeling der AHAs für empfindliche und gereizte Haut schon zuviel. Und schon gar nicht sind sie vor oder nach Sonnenbädern anzuwenden.

Die Entwicklung der Fruchtsäuren

Cleopatras Milchbäder waren ebenso wie die Anwendung alten Weins für die Hautpflege – wie sie von den Damen am Hofe des französischen Sonnenkönigs überliefert ist – ein Versuch, mittels bestimmter Säuren die Hautstrukturen zu verbessern.

Die sogenannten AHAs (**A**lpha **H**ydroxy **A**cids), das sind Fruchtsäuren, werden seit den 80er Jahren erforscht. 1992 gab es in Europa das erste Produkt mit AHAs; es folgten spezielle Kosmetika für Haare, Hände, Füße und den ganzen Körper.

Vitamine – aber von außen – sind ebenfalls kosmetisch interessant, jedenfalls die Abkömmlinge des Vitamin A, die

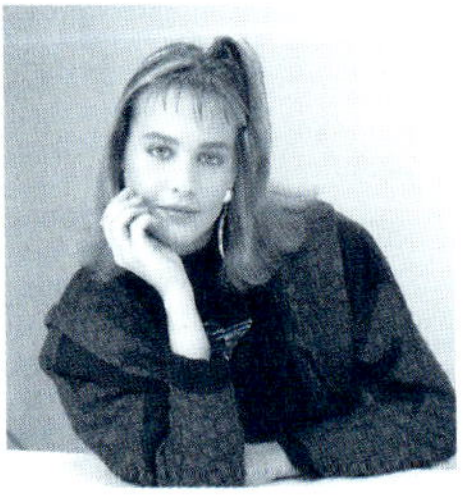

Vitamin-A-Säure (Tretinoin). Mediziner verwenden sie bei verschiedenen Hauterkrankungen. Als Kosmetikum sind sie aber in Deutschland wegen etlicher Nebenwirkungen, wie starke Reizungen der empfindlichen und trockenen Haut nicht zugelassen. Anders das **Vitamin E** (Tocopherol). Es bändigt die freien Radikale, das sind zellschädigende Substanzen, die die Zellen schneller altern lassen. Und ganz nebenbei wirkt Vitamin E als leichter UV-Filter.

Und noch ein Wirkstoff ist in der modernen Kosmetik unverzichtbar geworden – die Gruppe der Feuchtigkeitsbinder. Ist es doch die Mischung aus Feuchtigkeit und Fett, die für die Geschmeidigkeit und Glätte unserer Haut sorgt. **Natural Moisturizing Factor** (NMF) heißt das Zauberwort und meint die Fähigkeit der Hornschicht, Feuchtigkeit zu speichern. Bestandteile des NMF, die künstlich auf die Haut aufgebracht werden, zeigen durchaus positive Wirkungen. Das sind zum einen die Aminosäuren, zum anderen Harnstoff (Carbamid; Urea) und Hyaluronsäure. Letztere ist ein wichtiger Bestandteil des Bindegewebes und sorgt für eine hohe Wasserbindung. Leider nimmt ihr Anteil in der Haut im Alter deutlich ab. Zufuhr von außen soll da Abhilfe schaffen. Hyaluronsäure bildet beim Auftragen einen elastischen Film auf der Haut, der die Verdunstung einschränkt und damit wasserbindend wirkt.

Zu den Feuchtigkeitsbindern aus der Natur, die gerade wieder große Mode sind, gehören **Algen, Seidenproteine** oder **chinesisches Taugras**. Ebensolche Wunder versprechen uns die Hersteller von in Laboratorien nachgebauten körpereigenen Substanzen mit wasserspeichernder Funktion wie ATP (Adenosin-Triphosphat). Aber ewig hält diese Wirkung natürlich auch nicht an, und nach spätestens sechs bis acht Stunden ist die ganze künstlich erzeugte Feuchtigkeit auch wieder verschwunden. Trotzdem – ganz ohne Wirkung sind alle diese Wunderwaffen gegen das Altern nicht. Und allen Neuentwicklungen steht eine Millionenschar von Frauen – und zunehmend auch Männern – aufgeschlossen gegenüber.

Um Kopf und Kragen

Über Dickhäuter und Dünnhäuter

Von jemandem, der sensibel ist und sich alle Kümmernisse und Probleme des Lebens zu Herzen nimmt, sagt man gern, daß er eine dünne Haut hat. Und umgekehrt bescheinigen wir einem seelisch robusten Menschen, den anscheinend nichts aus dem Gleichgewicht zu bringen vermag, ein »dickes Fell«.

In beiden Fällen schreiben wir der Haut, neben der Fähigkeit, unseren Körper vor Krankheitserregern, Druck oder Stößen zu schützen, noch eine weitere Eigenschaft zu: den Schutz vor psychischem Ungemach. Oder, besser, die Fähigkeit, auf psychisch – negativ wie positiv – belastende Situationen zu reagieren. Wir erröten vor Scham oder erbleichen vor Ärger oder Kummer. Physiologisch ein simpler Vorgang: Die starke seelische Belastung führt im Organismus zu einem Ausstoß von Streßhormonen: Adrenalin und Noradrenalin. Dadurch wird unser Körper auf »Flucht oder Kampf« – d.h. die Abwehr der signalisierten Gefahren – vorbereitet, und die Überlebensfunktionen werden verstärkt, der Körper in höchste Alarmbereitschaft versetzt: steigender Blutdruck und erhöhte Herzschlagfrequenz sind einige der Folgen. Und je nachdem, wohin verstärkt Blut fließt, erbleichen oder erröten wir.

Nun gibt es aber auch Menschen, die schon bei weitaus harmloseren Anlässen zum ständigen Erröten neigen: Wenn man sie unverhofft anspricht, in Prüfungssituationen, beim Vorstellungsgespräch, beim Zusammentreffen mit einem heimlich verehrten Menschen und dergleichen mehr. Die

Männer haben nicht nur das sprichwörtlich dickere Fell, sondern auch eine um 15 Prozent dickere Haut als Frauen. Der Säurefettfilm der männlichen Haut ist stärker und ihr Hautrelief ist gröber. Männer besitzen mehr Muskeln zum Aufrichten der Haare, größere und zahlreichere Talgdrüsen, mehr Schweißdrüsen. Auch die Fettzellen sind bei Frauen und Männern anders angeordnet. Während bei ersteren diese Zellen oben an der Lederhaut anhaften, sind bei letzteren die Bindegewebsstränge, die die Fettzellen umgeben, an der Muskelfaszie befestigt.

Röte steigt langsam vom Hals herauf in das Gesicht. Und ob man will oder nicht, man macht in dieser Situation immer einen unsicheren Eindruck, steht da wie ein ertappter Sünder. Das mag bei sehr jungen Mädchen noch ganz rührend wirken, aber im reiferen Alter ist es den Betroffenen doch sehr lästig. Und diejenigen, die schon einmal versucht haben, dieses Problem unter einem herkömmlichen Make-up zu verbergen, mußten enttäuscht feststellen, daß weder ein Transparent- noch ein Creme-Make-up das Erröten verbergen können.
So erging es auch einem jungen Universitätsdozenten. Schon als Student war er bei jeder unpassenden Gelegenheit zu seinem Leidwesen errötet. Besonders schlimm wurde es, wenn er vor anderen Menschen sprechen sollte. Als Dozent mußte er das aber nun mehrmals in der Woche vor »seinen« Studenten durchstehen. Er kam sich vor wie ein Glühwürmchen und wäre vor Scham über sein knallrotes Gesicht am liebsten im Erdboden versunken.
Hier konnte nun eine Camouflage helfen. Dünn aufgetragen, war sie fast nicht zu bemerken, verbarg aber die lästige Röte völlig. Das gab dem jungen Mann die Sicherheit, die er für

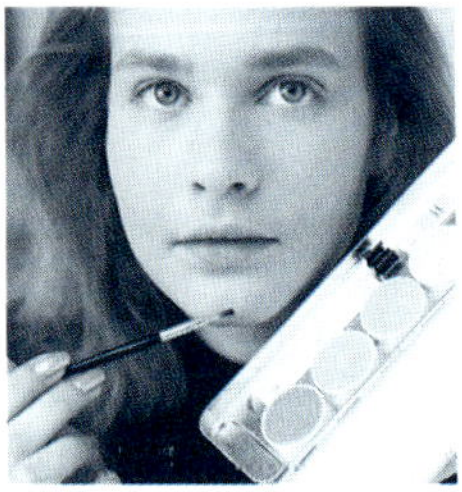

seine Vorlesungen brauchte. Und nach einigen Wochen war er innerlich so weit gefestigt, daß er auf eine Camouflage verzichten konnte.

Und so wird die Camouflage gemacht:

ZUR FARBAUSWAHL

Aus den verschiedenen Farbtönen wählt man bei Tageslichtbeleuchtung den zur Haut passenden Ton aus. Je nach Jahreszeit oder Sonneneinstrahlung ändert sich der Hautton, so daß man im Laufe der Zeit mehrere Nuancen der Camouflage braucht.

VORBEHANDLUNG

Bei fettiger Haut ist die betreffende Stelle mit einer Gesichtslotion zu reinigen. Danach wird die Feuchtigkeitscreme aufgetragen.

AUFTRAGEN

Die Camouflage-Creme dünn und gleichmäßig mit einem Auftrageschwamm oder mit Ring- und Mittelfinger über den Rand der zu korrigierenden Stelle hinaus applizieren und an den Rändern sanft auslaufen lassen.

SCHATTIEREN

Mit einem Camouflage-Rouge oder einer entsprechenden Zweitfarbe schattieren.

ABPUDERN UND FIXIEREN

Mit der Puderquaste Fixierpuder auf die korrigierte Hautpartie aufbringen. Ca. fünf Minuten einwirken lassen und dann den überschüssigen Puder mit einer Ziegenhaarbürste vorsichtig abbürsten.

ENTFERNEN

Zum Entfernen gibt man ein gutes Reinigungspräparat auf Watte oder Tissue-Tücher.

NACHREINIGUNG

Zur Klärung der Haut ein mildes Gesichtswasser nehmen.

HAUTPFLEGE
Verwenden Sie Ihre übliche Nacht- oder Nährcreme.
GRENZEN
Auch die Camouflage hat ihre Grenzen und ist kein Heil- und Wundermittel. In besonders schwierigen Fällen ist ein vollständiges Abdecken der Haut nicht immer möglich.
KOSTENERSTATTUNG
Erfolgt nur in den Fällen, wo die Camouflage aus medizinisch-psychologischen Gründen ärztlich empfohlen wurde und Bestandteil ärztlicher Therapie ist. Auskünfte erteilen die einzelnen Krankenkassen.

Hauttypen

Es gibt vier grundlegende Hauttypen mit ganz spezifischen Eigenschaften:
DIE NORMALE HAUT
Bei ihr ist alles ausgewogen – die Poren sind fein, Schweiß- und Talgdrüsen produzieren nicht zuviel oder zuwenig, und der Säureschutzmantel ist intakt. Auch die Durchblutung ist optimal. So wirkt die normale Haut gesund, geschmeidig und schimmert sanft. Dieser Hauttyp ist in den jüngeren Lebensjahren verbreitet.
DIE TROCKENE HAUT
Wird man älter, wird die Haut auch meist trockener. Spätestens mit Mitte Dreißig muß man sie regelmäßig cremen, weil die Haut Wasser verliert. Besonders Frauen in den Wechseljahren sind betroffen. Als Folge der verminderten Schweiß- und Talgproduktion fühlt sich die Haut spröde an, wirkt bei alten Menschen oft wie Pergament.
Da auch der Säureschutzmantel gestört ist, kann die Haut nicht mehr ihre volle Schutzfunktion aufrechterhalten. Besondere Pflege ist nun nötig: Zur Reinigung verwendet man stark rückfettende Substanzen mit milder Reinigungswirkung. Zur Entfernung von Make-up eignen sich Fettcremes

oder Olivenöl. Als Pflegemittel werden hier nur solche mit einem hohen Fettanteil und Feuchthaltefaktor benutzt – und das mehrmals täglich –, besonders im Winter, wenn Kälte und Trockenheit der Haut zusetzen. Überhaupt muß die trockene Haut genährt werden, z. B. mit nährstoffreichen Fettcremes. Pflegende Packungen, von Zeit zu Zeit aufgetragen, binden Feuchtigkeit in der Hornschicht.
Abzuraten ist bei trockener Haut von Peeling – das würde ihr mehr schaden als nützen. Ölbäder dagegen hat sie gern. Nach dem Baden oder Duschen wird die trockene Haut vorsichtig abgetrocknet und sofort eingecremt.

DIE FETTIGE HAUT

Sie ist oft ein Problem Jugendlicher, die noch mit hormonellen Unregelmäßigkeiten zu kämpfen haben. Zusätzliche Fettcremes verbieten sich hier von selbst. Die Haut wird nur sanft gereinigt. Im Alter wird fettige Haut zu einem großen Vorteil: Man hat dann weniger Falten und wirkt jünger als Gleichaltrige. Wo fettige Haut zu Akne führt, ist eine besondere Behandlung erforderlich (vgl. Kapitel Akne).
Gepflegt wird die fettige Haut so:

– Zum Reinigen Seifen oder Syndets verwenden, die nicht rückfetten.
– Überschüssiges Fett mit alkoholhaltigen Gesichtswassern lösen.
– Ein Peeling – ein- bis zweimal wöchentlich – öffnet die Poren und verhindert, daß sich Mitesser absetzen.
– Gesichtsmasken, Reinigungsmasken verwenden.
– Zur täglichen Pflege verwendet man eine wenig fettende Öl-in-Wasser-Emulsion mit viel Wasser, auch für die Nacht.
– Vorsicht beim Make-up: es darf nicht zu fetthaltig sein.

DIE MISCHHAUT

Sie ist eigentlich der häufigste Hauttyp und vereinigt die Eigenschaften der anderen in sich: Stirn, Nase und Kinn

sind von fettiger Haut bedeckt. An Wangen, Haaransatz und Hals ist die Haut trocken.
Gepflegt wird die Mischhaut entsprechend wie die einzelnen Typen, aus denen sie besteht. Frauen mit Mischhaut neigen nach den Wechseljahren eher zu trockener Haut, was dann auch wieder entsprechende Pflegemittel erfordert.

Auf einen Blick: Welche Farbe, welcher Trick?

Unterschiedliche Farbabweichungen der Haut benötigen auch unterschiedliche Camouflagierungen. Um perfekt abzudecken, reicht bei leichten Flecken oft ein einziger Farbton aus, während bei starken manchmal zwei oder drei Nuancen übereinander aufgetragen werden müssen.

Rote Stellen: (Feuermale, Narben, Verbrennungen)
Diese sollten mit Grün, der Komplementärfarbe von Rot, neutralisiert werden. Dabei wird eine grünliche Camouflage-Creme äußerst dünn auf die betroffenen Partien mit der Fingerkuppe vor dem Abdecken leicht eingeblendet.

Blaue Stellen: (Hämangiome, Blutergüsse, Krampfadern)
Zunächst wird die bläuliche Hautverfärbung mit einer Farbe aufgehellt, die wesentlich heller als der eigene Hautton ist (beinahe weiß). Ratsam ist, die Ränder mit einem feuchten Wattestäbchen in die Umgebung zu verstreichen. Darüber kommt dann die eigentliche Camouflage.

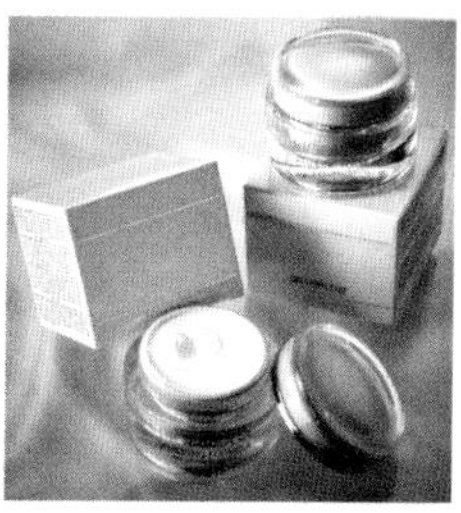

Weiße Stellen: (Vitiligo, Narben)
Vor der Tarnung mit Camouflage können weiße Partien mit einer Bräunungslotion vorgetönt werden, so benötigt man wesentlich weniger Abdeckcreme.

Braune Stellen: (Chloasmen, Pigmentflecken, Augenränder) Dunkle Flecken sollten mit einem flachen Pinsel von den Rändern nach innen heller camoufliert werden. Als zweite Farbe darüber, eine rosigere Nuance als der eigene Hautton, so daß sich die Abdeckung der Umgebung ganz natürlich anpaßt.

Mit Camouflage zum Traualtar

Die Zeit der sich nicht binden wollenden ewigen Singles scheint vorbei zu sein. Frauen und Männer suchen wieder die vertraute und »getraute« Zweisamkeit. Adam und Eva des ausgehenden Jahrhunderts sind des Alleinseins müde und haben die Lust am Heiraten wiederentdeckt. Liebe und Romantik haben wieder Hochkonjunktur.
Braut-Zeit ist auch Make-up-Zeit, denn schließlich steht das Hochzeitspaar an diesem Tag nicht nur im Mittelpunkt der Feier, sondern auch im Blitzlichtgewitter der Fotografen. Und dafür sollten sie und er auch kosmetisch gewappnet sein. Doch keine Angst, mit dem richtigen Know-how geht dies ganz einfach und schnell, wenn Sie folgendes beherzigen:
Tragen Sie als erstes eine ölfreie Emulsion auf, so daß die Haut bei späterer Erregung vor dem Traualtar nicht so stark fettet.
Für das Make-up verwendet die Braut am besten einen deckenden Creme-Teint, dann wirkt die Haut auf den Fotos ebenmäßiger. Hier haben Sie Creme, Tönung und Abdeckung in einem. Aufgetragen wird das Ganze mit einem kleinen Make-up-Schwämmchen (feucht für ein zartes, trokken für ein kompaktes Resultat). Bei breiten Gesichtern beginnt man mit einer hellen Farbe für Stirn, Nase, unter den

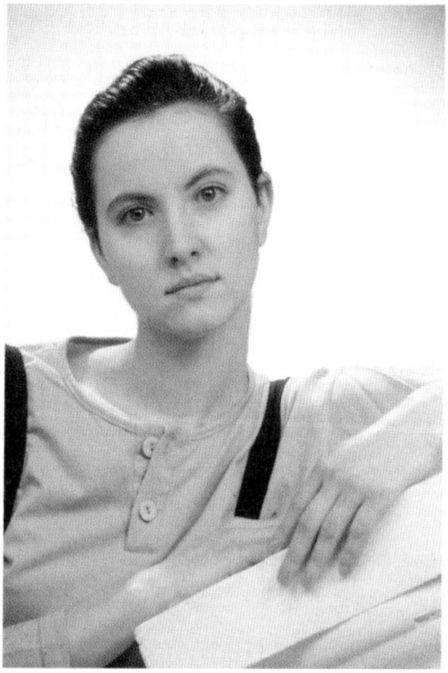

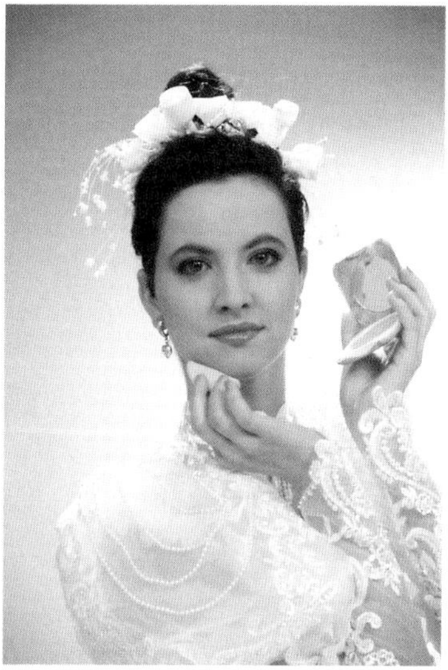

Ein Make-up mit Camouflage widersteht selbst Freudentränen.

Augen, Wangen und Kinn. Danach werden die Schläfen an den Ohren entlang bis zum Unterkiefer mit einem dunkleren Ton geschminkt und die Übergänge mit dem Schwämmchen leicht verwischt. Dieses schmaler machende Prinzip gilt auch bei breiten Nasen: Nasenrücken heller, Nasenflügel dunkler schattieren.

Benutzen Sie nach dem Schminken losen Camouflage-Puder zum Mattieren und Fixieren. Für das Handtäschen kaufen Sie sich eine kleine Kompaktpuderdose, denn die Haut sollte auf den Fotos nicht unschön glänzen.

Unter das Augen-Make-up massieren Sie etwas Camouflage-Creme (heller Ton) in den Liddeckel als Lidschatten-Grundierung ein, damit die Farbenpracht bis spät in die Nacht hält. Ziehen Sie in jedem Fall einen Eyeliner, um den Augen Kontur zu geben. Neu: Filz-Liner in verschiedenen Farben gleiten wie ein zarter Hauch am Lidrand entlang. Verwenden Sie am Unterlid – passend zur Iris – einen Hauch Kajal, denn das läßt die Augen verträumt leuchten. Fixie-

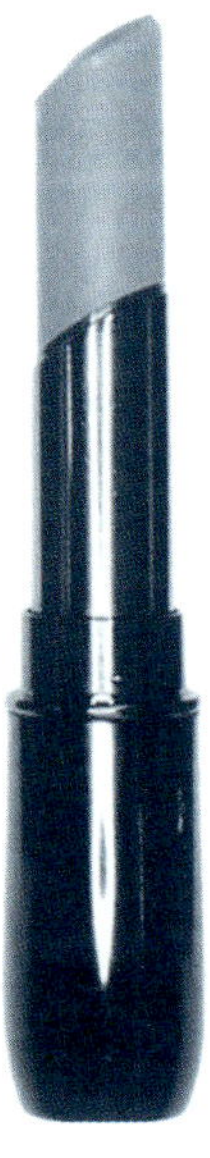

ren Sie diese Kajal-Linie ebenfalls mit etwas Camouflage-Fixierpuder, für den Fall, daß beim Jawort die Tränen kullern sollten. Tuschen Sie abschließend die Wimpern mehrmals in Dunkelblau, Black oder Burgundy – das macht auf den Fotos mehr her.

Vergessen Sie nicht, die Augenbrauen nachzuziehen, und vor allem, widerspenstige Härchen mit etwas Camouflage-Fixierspray in Form zu bürsten.

Schminken Sie die Lippen als Braut nicht zu blaß, denn das weiße Kleid schluckt eine Menge Farbe. Blonden Bräuten rate ich zu Rosa oder Pfirsich; brünetten zu Pink oder Orchidee; rothaarigen zu Korall oder Apricot; schwarzhaarigen zu Rot oder Lila.

Das gleiche gilt fürs Wangenrouge. Dies sollten Sie noch einmal am Fenster bei Tageslicht kontrollieren, damit es nicht »wie in den Farbtopf gefallen« aussieht. Dazu ein Trick: Tauchen Sie den Pinsel vor dem Auftragen in losen Puder und das Rouge wird viel sanfter.

Wenn Sie eine Hochsteckfrisur oder ein dekolletiertes Kleid tragen, müssen Ohren und Ausschnitt mitgeschminkt werden. Fixierpuder oder -spray schützen hier vor dem Abfärben.

Aber auch der Bräutigam sollte »Farbe bekennen«! Er verwendet am Abend davor eine Self-Tanning-Lotion und am Hochzeitsmorgen ein Bronzer-Gel.

Pickelchen und Augenränder werden bei ihm unauffällig mit Camouflagecreme verdeckt. Schnell nachfettende oder gerötete Männernasen mattiert man(n) ebenfalls mit Camouflage-Transparentpuder. Ganz en vogue für modemutige Männer ist, etwas Kajal am Auge zu tragen, wie dies schon in den zwanziger Jahren Hollywoods Frauenliebling Rudolph Valentino vormachte.

Akne & Co.

Die fettige Haut junger Menschen neigt oft zur Akne. Sie ist ein belastendes Problem für die Betroffenen und beeinflußt in starkem Maße ihr psychisches Wohlbefinden. Ursache dieser so störenden Hauterscheinung ist die übermäßige Talgdrüsenproduktion, die mit einer ererbten Verhornungsstörung der Haut einhergeht. Die Ausführungsgänge der Talgdrüsen sind verstopft, und der reichlich produzierte Talg kann nicht abfließen. In diesem Milieu vermehren sich Bakterien, die die Talgsubstanzen zerlegen und dabei hautirritierende Substanzen freisetzen, die die weitere Entzündung fördern. Aknepickel entstehen.
Die Akne gehört in ärztliche Behandlung, soll es nicht zu bleibenden Hautschäden kommen. Behandelt werden muß frühzeitig, um schwere Formen der Akne zu vermeiden.

Akne im Erwachsenenalter

Im Unterschied zur Pubertätsakne tritt die Akne der erwachsenen Frau – meist im Alter zwischen zwanzig und vierzig Jahren – nicht so sehr im Gesicht, sondern am Kinn und am Hals auf. Häufig flammt sie kurz vor und während der Periode auf. Eine Hormonbehandlung schafft Abhilfe – aber erst nach etwa drei Monaten Einnahmezeit.

Als wirkungsvolle medizinische Therapien haben sich in der Anwendung erwiesen:

- Retiniode (»Vitamin-A-Säure«)
- Benzoylperoxid
- Antibiotika (auch als Creme oder Lotion)
- Acelainsäure
- Unterstützende manuelle Aknetherapie
- Hormone (nur bei androgen bedingter Akne)

Eine ausgewogene und gesunde Ernährung unterstützt die Aknetherapie.

Akne und Ernährung

Auch wenn in der dermatologischen Forschung ein Zusammenhang zwischen der Ernährung und dem Auftreten einer Akne nicht deutlich wurde, gibt es doch Betroffene, die auf bestimmte Nahrungsmittel mit einer Verschlechterung ihrer Akne reagieren. Dann sollte man diese Lebensmittel meiden. Da eine gesunde Ernährung für das Hautbild insgesamt wichtig ist, empfiehlt sie sich gerade auch bei der Akne.

Die Hautpflege bei Akne ist besonders wichtig und muß sehr sorgfältig ausgeführt werden.

REINIGUNG

Sie erfolgt mit einem milden Produkt, welches der Hautarzt empfiehlt. Als Mittel zur Nachreinigung eignen sich: Kamille, Kohl, Zinnkraut, Rosmarin, Johanniskraut und Salbei (Teeaufguß zum Waschen oder als Tonikum).

Bei Akne sind Waschlappen und Handtücher täglich zu wechseln, um sich nicht ständig neu zu infizieren.

MASKEN

Bewährt haben sich Heilerde- und Hefemasken zur Entfettung der Haut.

Die Aknebehandlung ist langwierig und kann unter Umständen Jahre dauern.

Aknenarben entstehen, wenn sich tiefe entzündete Pusteln, Papeln oder Knötchen gebildet haben. Deshalb müssen diese mit Antibiotika oder entzündungshemmenden Mitteln behandelt werden.

CAMOUFLAGE

Sind trotz aller hygienischen und medizinischen Bemühungen Narben entstanden, können diese erfolgreich mit einer Camouflage abgedeckt werden. Dabei wird die Camouflage nur auf die Narben und etwas darüber hinaus aufgetragen, nicht aber über das ganze Gesicht. So erreicht man einen ganz natürlichen Gesamteindruck: ein normaler, narbenfreier Teint.

> Niemals die Aknepusteln im akuten Stadium überschminken; erst die Akne abheilen lassen.

Achtung

Weniger dramatisch als Akne, aber unter Umständen ebenso störend, sind Pickel, die sich garantiert immer dann bilden, wenn man eigentlich besonders gut aussehen will oder muß. Wie ein Model zum Beispiel. Oder können Sie sich eine große Haute-Couture-Schau vorstellen, bei der Naomi Campbell oder eines der anderen Models mit einem Pickel an Kinn oder Nase auftreten? Na, sehen Sie.

Haben Sie schon einmal eines dieser berühmten und hochbezahlten Models ungeschminkt gesehen? Ich ja! Und glauben Sie mir, auch bei diesen Hochglanz-Schönheiten wird nur mit Wasser gekocht. Sie haben ebenso ihre Schönheitsprobleme wie jede andere Frau – nur daß sie bei ihnen von existentieller Bedeutung sind. Letztens erst habe ich das wieder miterlebt:

Eines dieser Traumwesen der internationalen Modewelt hatte einen wichtigen Fototermin – und, da sie gerade ihre Periode hatte, einen Pickel! Und das zu diesem Zeitpunkt, zu diesem wichtigen Beauty-Termin. Aber mit diesem Pickel vor das unbestechliche Auge der Kamera? Es war geradezu ein Desaster. Absagen kam nicht in Frage, schließlich waren Fotograf, Stylisten und das ganze Team drumherum engagiert. Da konnte nur noch eine Camouflage helfen.

Für Notfälle dieser Art eignet sich am besten die Camouflage-Mini-Palette mit ihren 16 verschiedenen Farbtönen, die sich auch noch untereinander mischen lassen. So findet man für jeden Pickel, je nachdem wo er sitzt, die richtige Farbe. Schnell hatten wir den passenden Ton ausgewählt, den Übel-

täter abgedeckt, und unsere Schöne war – vom Visagisten gestylt – bereit für die Fotosession.
Auch Sie haben es nicht nötig, sich mit Pickeln herumzuschlagen. Das Abdeck- »Erste Hilfe-Kästchen« der Models steht auch zu Ihrer Verfügung. Ob Rendezvous oder Vorstellungsgespräch – mit einer Camouflage sind solche Hauterscheinungen augenblicklich verschwunden, und Sie gewinnen Ihre innere Sicherheit zurück, um sich erfolgreich in das Abenteuer stürzen zu können.

Kußfleck und Segelohren

Zu tief ins Abenteuer stürzte sich anscheinend eine der Miß-Anwärterinnen kurz vor der großen Endausscheidungsgala. Ihren Hals zierte ein blau-roter Fleck: ein Miß-Geschick stürmischer Liebe. Für uns Visagisten kein Problem! Etwas Camouflage-Creme darüber und der Fleck war weg – ganz ohne Rand.
Aber auch Jungs haben so ihre Probleme. Ein gutgewachsener Dressman vom Typ Back Street Boys greift bei Bedarf, wie ich hinter den Kulissen öfters beobachten konnte, ebenfalls in die »Tarn-Trick-Kiste«. Seinen kleinen Makel, die »Segelohren«, behebt er dadurch, daß er die Ohren bei Modenschauen und Fototerminen mit Mastix, einem Spezial-Hautkleber, einfach an der Kopfhaut anklebt.

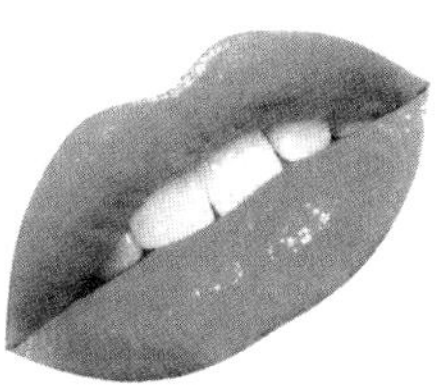

Von mir für Sie ausprobiert und zur Nachahmung empfohlen: Mit einem Pinsel etwas Mastix-Kleber hinter den Ohren und an der Kopfhaut verteilen. Nach drei Minuten mit den flachen Händen beide Ohren noch weitere zwei Minuten fest andrücken. Tanzen, Schwimmen, Lieben – kein Problem, »Segelohren ade!«

Braune und weiße Flecken

Gehören Sie auch zu den rothaarigen Frauen mit der wunderbar zarten, rosigen Haut, die im Gesicht und an den Armen von Sommersprossen übersät ist? Dann tragen Sie ihre Haut nicht zu Markte, sondern stolz in der Öffentlichkeit. Spätestens seit Hollywood Sissy Spacek zum Star kürte oder Sarah Ferguson, die Herzogin von York, sommerbesproßt durch den Blätterwald geistert, weiß jedermann, daß Sommersprossen schön sind. Und in den zwanziger Jahren hieß es in einem populären Schlager: »Ich bin ja so verschossen in deine Sommersprossen...« Oder können Sie sich mit den kleinen braunen Dingern nicht anfreunden? Dann helfen Bleichcremes, -salben und Lotionen. Die in ihnen wirkenden Stoffe sind sauerstoffabspaltende Verbindungen wie das Harnstoffperoxid, Zink- und Magnesiumperoxid oder die sogenannten Melaninhemmer wie Chlorresorcin oder Hydrochinonmonobenzylether. Zu Großmutters Zeiten nahm man gegen Sommersprossen (Epheliden)den Saft frischer Rettiche, Meerrettich, mit Rosenwasser und Eiweiß gemischten Zitronensaft. In einem Kosmetikbüchlein aus dem Jahre 1861 findet sich u. a. folgendes Rezept:
»Man mische 1/2 Loth feingepulverte Myrrhe, 4 Lot Rosenpomade, 1 Quentchen feingepulverte weiße Nießwurz und 2 Quentchen feines Boraxpulver; mit dieser Salbe bestreiche man Abends die Sommersprossen, Morgens wäscht man dieselben mit Mandelkleie und lauwarmer Milch.«
(Zum besseren Verständnis: 1 Lot = 1/30 – 1/32 Pfund;
1 Quentchen = 1,66g)
Nun, heute versucht man es mit den allseits gepriesenen Fruchtsäuren (Alpha Hydroxy Acids),den sogenannten AHAs. Die prophylaktische Anwendung von Lichtschutzpräparaten zum Schutz vor Epheliden hat sich nicht bewährt.

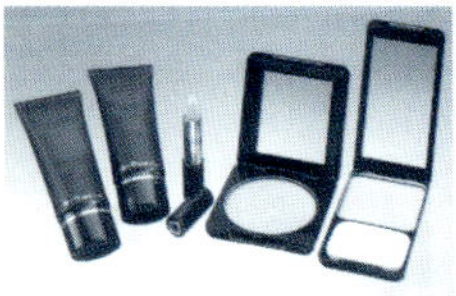

Kosmetisch weitaus störender als Sommersprossen sind dunkle Flecken im Gesicht. Hierbei handelt es sich um eine Hyperpigmentierung an Stirn, Schläfen und Wangen. Sie können in der Schwangerschaft entstehen – und danach wieder verschwinden.

So erging es auch einer bekannten Schauspielerin, mit der ich seit vielen Jahren befreundet bin. Von Natur aus immer sehr schlank, fast mager, hatte sie durch die Schwangerschaft wunderschöne frauliche Rundungen bekommen. Es war ihr erstes Kind, das sie erwartete, und sie war schön wie nie, aktiv und voller Euphorie. Sie steckte gerade voll in den Aufnahmen zu einer Fernsehserie, als sich auf ihrer Stirn und den Wangen dunkle Flecken bildeten, die sich gnadenlos auf dem Monitor des Kameramannes abzeichneten. Da ihre Rolle ein fast ungeschminktes Gesicht erforderte, blieb uns nur noch, die Flecken unter einer Camouflage zu verstecken, was wir dann auch taten. Da sich diese Chloasmen ständig dunkler färbten, mußten wir auch den Farbton der aufzutragenden Camouflage von Woche zu Woche verändern. Aber: Ende gut, alles gut. Die Serie wurde ein voller Erfolg, und die junge Mutter hatte einen gesunden und kräftigen Knaben geboren.

Bei manchen Frauen bilden sich diese Flecken heraus, wenn eine vaselinhaltige Hautcreme zur Gesichtspflege benutzt wurde und sie anschließend der Sonnenbestrahlung ausgesetzt sind.

Als dritte Ursache kommen bestimmte Parfümstoffe – z. B. Bergamottöl – in Frage. An lichtexponierten Stellen aufgetragen, dem Dekolleté zum Beispiel, bilden sich schnell braune Flecken. Hier hilft nur ein Verzicht auf das betreffende Kosmetikum an den lichtungeschützten Stellen – und ein Abdecken mit Camouflage.

Braune Flecken können aber auch als Folge physikalischer

Reize auftreten. Ständiger Druck und dauerndes Reiben führen zu sekundären Hyperpigmentierungen. Man erlebt das häufig im Gürtelbereich, aber auch bei schlechtsitzenden BH am Busen.

Daneben gibt es noch Hyperpigmentierungen, die als Folge von Grunderkrankungen auftreten. Dazu gehören einige Krankheiten, denen hormonelle Störungen zugrunde liegen (sog. Endotrinopathien); das Pautz-Jeghers-Syndrom (eine Erbkrankheit, die mit vermehrter Pigmentbildung einhergeht) und die Hämochromatose (chronische Eisenspeicherkrankheit). Diese Krankheiten sind dringend ärztlich zu behandeln. Nur Pigmentflecken, die nicht Folge einer Krankheit sind, dürfen camoufliert werden. Im Zweifelsfall ist immer der ärztliche Rat vor einer angestrebten Camouflage-Behandlung einzuholen.

Verschiedene Hersteller bieten auch schon Camouflage-Präparate mit eingearbeiteten Lichtschutzfiltern an. Das ist besonders wichtig bei den »weißen Flecken«, der Vitiligo. Die Ursachen dieser Störung sind nach wie vor nicht bekannt – man vermutet eine Schwäche des allgemeinen Abwehrsystems.

Die scharf begrenzten, weißen Hautflecken mit den dunkel gefärbten Rändern sind stark sonnenbrandgefährdet – so daß eine Camouflage mit Lichtschutz in zweifacher Hinsicht wirkt: zum einen als Sonnenschutz, zum anderen als Abdeckung der störenden Flecken.

So machen Sie weiße Flecken unsichtbar:

Da bei Vitiligo die hellen Stellen meist extrem weiß sind, ist es ratsam, diese vor dem Camouflieren mit einer fettfreien Bräunungslotion einzufärben. In leichten Fällen reicht dies oft schon aus. Bei schwereren wird zusätzlich eine dem Hautton der Umgebung angepaßte Farbe mit einem flachen Pinsel sanft aufgestrichen. Die Farbauswahl bei Tageslicht vornehmen! Kaufen Sie sich eine Camouflage-Palette, dann haben Sie immer den benötigten Farbton zur Hand.

Vitiligo kann mit Camouflage optimal kaschiert werden.

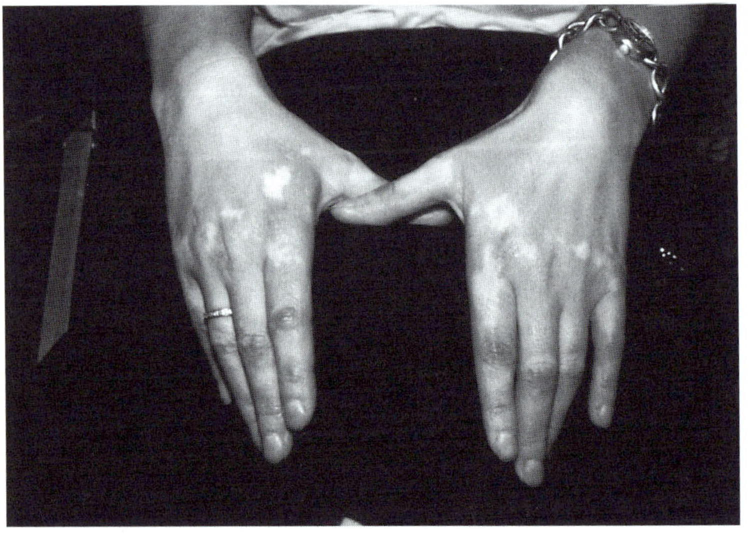

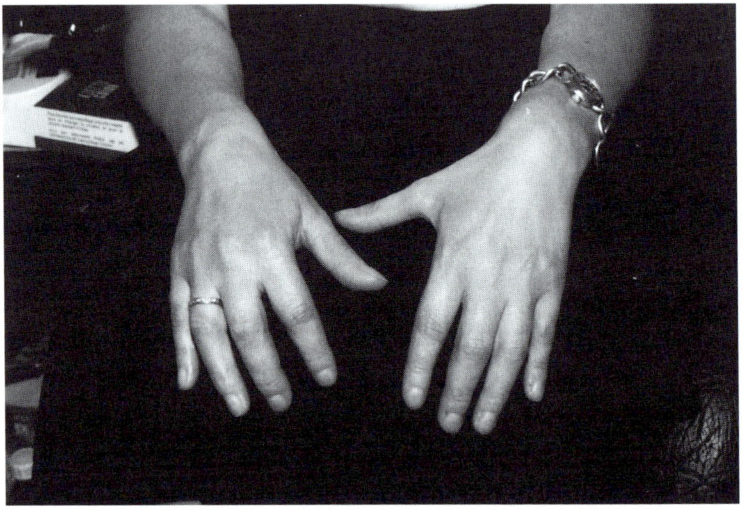

Narben

Wie man Aknenarben gekonnt unter einer Camouflage verschwinden läßt, haben Sie im vorigen Abschnitt schon erfahren. Nun gibt es aber noch viele andere Arten von Narben unterschiedlichster Herkunft. Befinden sie sich im Gesicht, werden sie meist als störend empfunden.
Solche Narben treten z.B. anfangs nach dem Facelifting auf. Ich habe das schon häufig in meiner kosmetologischen Praxis erlebt. So auch bei einem der berühmten Hollywoodstars, einer großen Diva, die zu den Schönen gehört, die anscheinend nie älter werden. Als wir uns wegen eines bevorstehenden Pressetermins trafen, kam sie gerade wieder einmal aus dem Nähstübchen eines bekannten Faceschneiders. Und natürlich sollte von ihrer kleinen Mogelei niemand etwas wissen, geschweige denn sehen. Ihr blendendes Aussehen war einzig und allein das Resultat einer Erholungskur – sollte die Presse glauben. Außer ihrem Schönheitschirurgen wußte nur ich als ihr Beauty-Komplize um ihr Geheimnis. Und ich konnte schweigen. Also ging ich ans Werk und deckte ihre noch roten Liftingnarben an den Augen, Ohrläppchen und am Kinn mit einer Camouflage-Creme ab, während sie mir scherzend sagte, daß sie eigentlich gegen Waffen aller Art sei, aber nicht gegen die Waffen einer Frau, als die sie die Camouflage empfand.
Sind Narben nicht allzu groß – oder tief – gilt auch hier: Aus dem Camouflage-Set mit Hilfe der Farbkarte den richtigen Farbton heraussuchen, auf die Narben auftragen, leicht über die Ränder hinaus verwischen, Fixierpuder darüber, fünf bis zehn Minuten einwirken lassen – fertig.
Schwieriger wird es bei großflächigen Narben, wie sie als Folge schwerer Verletzungen der Haut zurückbleiben. Und das kommt häufiger vor, als man meint. In Deutschland er-

leiden jährlich über 70000 Menschen schwere Verbrennungen und Verätzungen. Wer überlebt, ist für sein ganzes weiteres Leben gezeichnet. Schlimmer als die physischen Probleme sind dabei meist die psychischen Belastungen.
Eine große Hilfe ist für die Betroffenen die plastische Chirurgie. Ihre Möglichkeiten haben sich in den letzten zehn Jahren enorm erweitert und reichen vom plastischen Aufbau eines Gesichtes bis hin zu Hautverpflanzungen. Derartige Behandlungen dauern unter Umständen viele Jahre und erfordern von allen Beteiligten große Geduld, bis endlich ein auch kosmetisch zufriedenstellendes Ergebnis erzielt wird.

Mandy

Jenen warmen Augusttag würde Mandy ihr ganzes Leben nicht vergessen. Mit Freunden war sie auf der Bundesstraße 109 im Brandenburgischen unterwegs, als der schrottreife Pkw das rechte Hinterrad verlor, ins Schleudern geriet, dabei zwei Bäume streifte und in Flammen aufging. Einer der jungen Mitfahrer war sofort tot. Der Fahrer und eine weitere Insassin wurden von Passanten schwer verletzt aus dem Auto gezogen. Die 15jährige Mandy hatte hinten gesessen und kletterte allein aus dem brennenden Wagen. Dabei erlitt sie schwerste Verletzungen. »Ich kann mich noch erinnern, daß ich auf einer Decke am Straßenrand gelegen habe ... dann wurde alles schwarz um mich herum.« Erst drei Monate später erwachte sie wieder aus dem Koma. Große Flächen ihrer Haut waren verbrannt. Daß sie überlebt hat, mutet fast wie ein Wunder an. Fünf Monate lag Mandy im Berliner Urban-Krankenhaus, fünf Monate, in denen die Ärzte um ihr Leben kämpften:

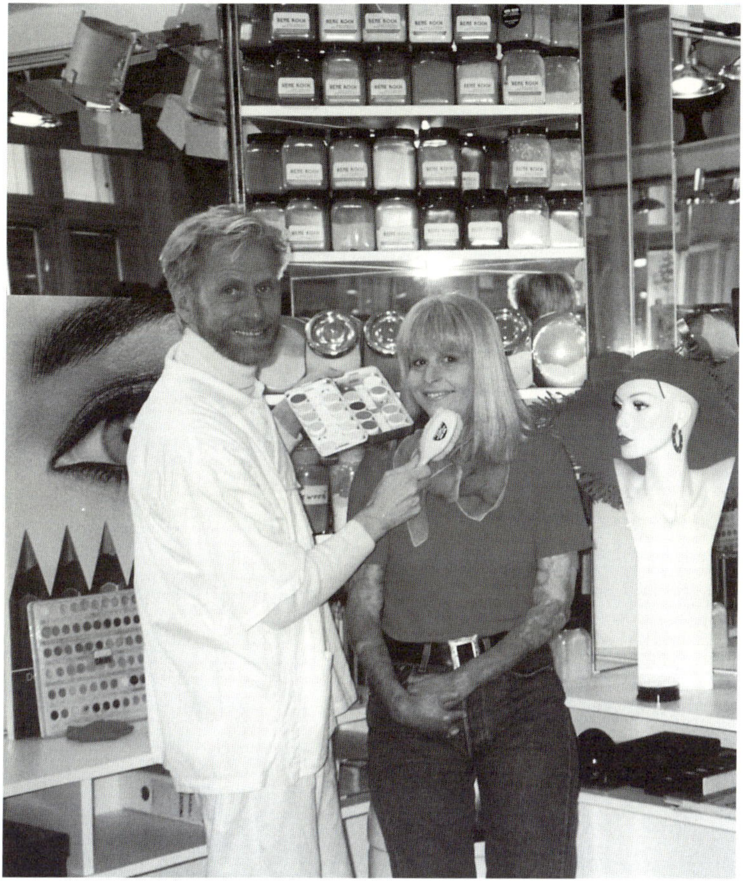

René Koch und Mandy. Ob mit oder ohne Camouflage – Mandy hat gelernt, sich zu akzeptieren.

Dr. Bruck, Sie sind Mandys behandelnder Arzt. Wie lautete damals, als Mandy in Ihre Klinik eingeliefert wurde, Ihre Diagnose?

Nun, Mandy hatte Verbrennungen 2. und 3. Grades; und das auf 79 Prozent ihrer Körperoberfläche. Das sind Verletzungen in einem Ausmaß, das lebensbedrohlich ist: Bei Verbrennungen 2. Grades sind die Epidermis, die Oberhaut, und die oberste Schicht des Koriums, die Lederhaut, nekrotisch (Nekrose = Gewebsuntergang), und es bilden sich Blasen. Bei

Verbrennungen 3. Grades sind die Epidermis und das gesamte Korium mit den darin befindlichen Nervenendigungen zerstört sowie die Subkutis, die Unterhaut, stark geschädigt. Der kritische Punkt liegt für Erwachsene bei 40 Prozent drittgradig verbrannter Körperoberfäche.

Wie viele Patienten mit schweren Verbrennungen behandeln Sie im Jahr?

In unserer Abteilung für Plastische Chirurgie, die spezialisiert ist auf die Wiederherstellungs-, Hand- und Ästhetische Chirurgie, behandeln wir jährlich etwa 123 Verbrennungsopfer mit schweren und schwersten Verbrennungen.

Wie sieht die Behandlung aus und welche Möglichkeiten hat der plastische Chirurg?

An erster Stelle stehen alle lebenserhaltenden Maßnahmen. Zur Schockbekämpfung wird eine Intensivtherapie durchgeführt. Die an der verbrannten Haut entstandenen riesigen nässenden Wundflächen müssen behandelt werden. Blutfüssigkeit strömt aus dem Körper und es droht eine »Versorgungskrise« des gesamten Organismus, ein Versagen aller Organe. Um das zu verhindern, werden Flüssigkeits- und Blut-Infusionen zur Stabilisierung der Kreislauf- und Nierenfunktionen verabreicht.

Zum zweiten muß die verbrannte Haut entfernt werden, damit die bei der Verbrennung der Körpereiweiße entstandenen Giftstoffe den Organismus nicht noch mehr schädigen können und seine Anfälligkeit für Infektionen weiter erhöhen.

Und als drittes muß ein Hautersatz geschaffen werden. Entweder – wenn das möglich ist – durch Entnahme und Verpflanzung gesunder Haut des Patienten selbst oder von Spendern. Eine weitere Möglichkeit besteht darin, Haut im Labor

zu züchten. Dazu werden Hautteilchen des Patienten auf Nährkulturen aufgebracht, die dann sozusagen im Reagenzglas zu Hautarealen implantierfähiger Größe heranwachsen. So sind wir auch bei Mandy vorgegangen: Wir haben ihr ein winziges Hautstückchen entnommen und in die USA geschickt. Das dort herangezogene Hautmaterial haben wir ihr implantiert.
Übrigens: Aus einem Hautstück von der Größe einer Briefmarke kann im Labor Haut so groß wie eine Zeitung gezüchtet werden.

Sie haben Mandy eine medizinische Camouflage empfohlen, warum?

Transplantierte Haut kann niemals so perfekt und makellos erscheinen wie gesunde, unversehrte Haut. Erstere ist stets narbig und sieht deshalb nie »normal« aus. Die Camouflage ist daher eine wertvolle Hilfe und Ergänzung für die soziale Reintegration der Patienten, weil sie deren Selbstwertgefühle hebt. Mandy hat dies sehr langsam, aber konsequent angenommen.

Welche anderen Therapiemöglichkeiten gibt es, Verbrennungsnarben abzumildern?

Wir können diese Narben operativ korrigieren, was wir bei Mandy auch tun. Eine andere Methode ist das Abschleifen der Narben, die Dermabrasion. Mit einem hochtourigen Schleifgerät werden die Narben geglättet. Seit neuestem verwendet man dafür auch den ultragepulsten CO_2-Laser.

Seither sind drei Jahre vergangen, 15mal wurde Mandy operiert, aber es wird noch Jahre dauern, bis die Therapie abgeschlossen ist. Bleiben jedoch werden neben den psychischen auch die physischen Verletzungen: Narben am ganzen Körper, den Armen und im Gesicht. Ich hörte zum ersten Mal von Mandy, als sie noch in der Klinik lag. Dr. Bruck, der Chefarzt der Abteilung für plastische Chirurgie im Berliner Urban-Krankenhaus, hatte sie als ihr behandelnder Arzt über die Möglichkeiten einer medizinischen Camouflage informiert, mit der die entstellenden Narben im Gesicht abgedeckt werden sollten. So suchte meine Assistentin sie im Krankenhaus auf, um die Vorgespräche mit ihr zu führen. Und dann stand sie eines Tages in meinem Studio vor mir: Ein junges, trotz aller durchgestandener Leiden fröhliches und starkes Mädchen, das ich vom ersten Augenblick an gern hatte. Mandy lernte bei uns die Camouflage-Technik, was sie in die Lage versetzte, diese selbst bei sich auszuführen.

Annett

Sie war jung und schön. Hatte den Kopf voller sprühender Ideen. Aber all ihre Träume verbrannten in einer Nacht – so schnell, wie das Feuer ihr Gesicht verbrannte.

Angefangen hatte alles vor über fünf Jahren bei einem fröhlichen Grillabend, der in einer Flammenkatastrophe für sie endete. Beim Nachgießen von Brennspiritus gab es eine Explosion, Flammen, Menschengeschrei. Geistesgegenwärtig riß sie beide Hände vor ihr zartes Gesicht. Zu spät! Haare, Ohren, Mund und Nase verbrannten völlig. Für sie der Anfang eines Martyriums. Zwischenzeitlich hat Annett knapp 20 Operationen und Hauttransplantationen hinter sich. »Der Kunst der Ärzte und der Apparatemedizin sowie der Liebe und Zuwendung meiner Familie habe ich es zu verdanken, daß ich heute noch lebe«, erzählte sie mir bei unserer ersten Begegnung.

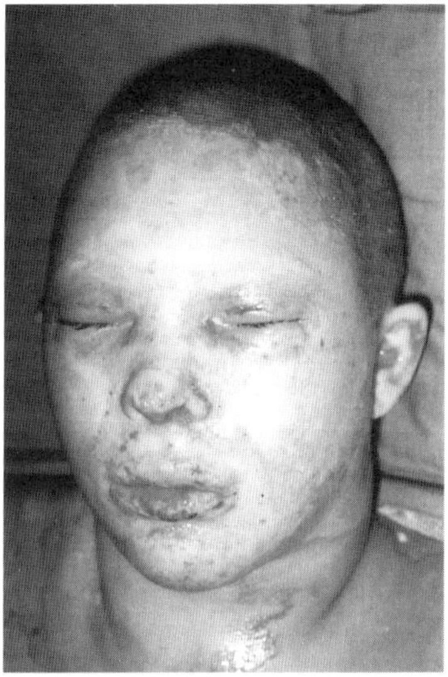

Kurz nach dem Unfall auf der Intensivstation. Schwerste Verbrennungen entstellen das Gesicht.

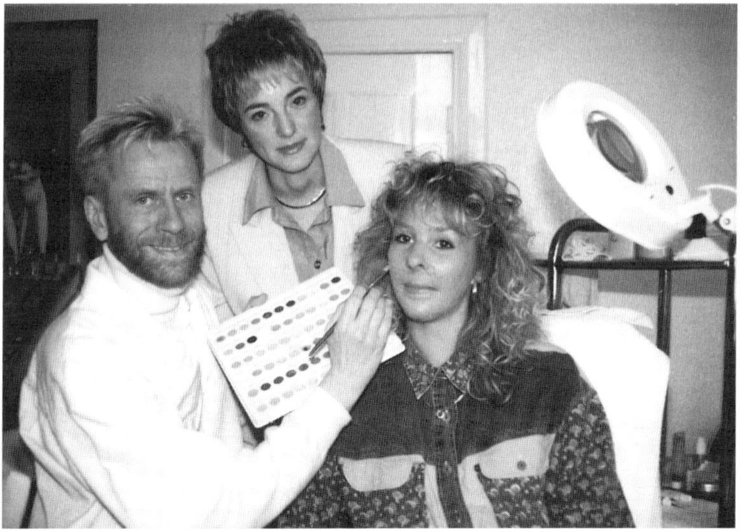

Annett und ihre Mutter erlernen bei René Koch die Technik der Camouflage.

Annett erlernte die Camouflage-Technik, um die restlichen, noch sichtbaren Erinnerungen dieser schrecklichen Nacht zu verdecken und ein wenig zu vergessen. Seitdem liegt die kleine Camouflage-Palette mit den für sie ausgesuchten Farben auf ihrem Schminktisch, und die tägliche Abdeckung ist für sie Routine geworden, so wie für andere Frauen das Lippenschminken.

Mittlerweile sind wir sogar ein bißchen befreundet. Selbst ihre Mutti, der Vater, Söhnchen Moritz und ihr neuer Lebensgefährte waren bei ihren Berlinbesuchen in meinem Studio dabei. Bei einer Nachbestellung per Telefon gestand sie mir vor kurzem freudestrahlend: »Ich erwarte ein zweites Baby.« »So macht das Glück manchmal einen Umweg«, habe ich ihr geantwortet.

Augenblicke

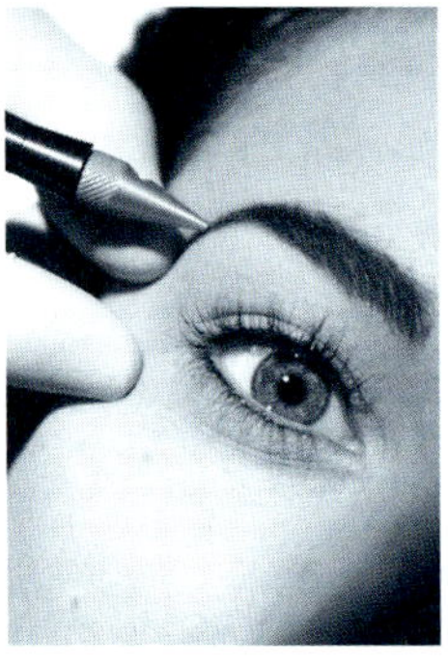

Die Augen, so heißt es, sind ein Spiegel der Seele. Und in dem schon zitierten »Kosmetikon«, dem Ratgeberbüchlein von 1861, schwärmt die Autorin: »*Was könnte ich hinzufügen zu den Gesängen der Dichter aller Zeiten über diese Träger des Lichtes, diese Pforten, zu denen die Seele herausschaut, durch die es möglich, einen Blick in die Seele zu tun?*«

Und wer wünscht sie sich nicht: große, strahlende Augen mit langen Wimpern, schön geschwungenen Augenbrauen und faltenloser straffer Haut drumherum.

Auch die Form und Stärke der Augenbrauen ist den ständig wechselnden Moden unterworfen: dick, dünn, hoch, tief, gebogen oder gerade – alles war schon einmal da. Bei den alten Ägyptern wurden die Brauen abrasiert und dann neu aufgemalt.

Die Briten taten im 18. Jh. ähnliches, ersetzten aber die abrasierten Brauen mit Mäusefellchen, die allerdings die leidige Angewohnheit hatten, häufig herabzufallen.

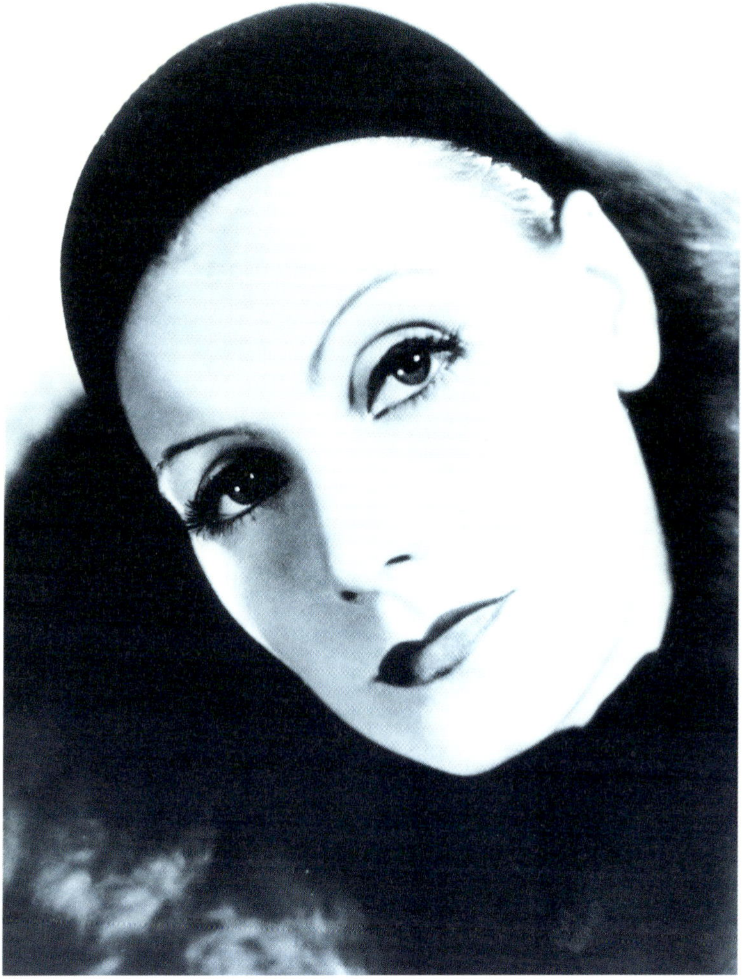

Bleistiftdünne Augenbrauen wie bei Greta Garbo waren der Modehit in den dreißiger Jahren.

In den 30er Jahren zupfte man sich die Brauen à la Greta Garbo dünn.
Heute trägt man die Brauen wieder natürlich und korrigiert nur insoweit, daß sie gepflegt aussehen.

Ägypter, Römer, Asiaten und Perser benutzten jahrhundertelang Antimon,um ihren Augen ein strahlendes Aussehen zu verleihen. Diese Prozedur war nicht ungefährlich, denn das Antimonsulfid trocknete oft die Tränenkanäle aus und konnte zur Blindheit führen.

Befinden wir uns wohl, sind gesund und glücklich sieht man es uns auch an den Augen an. Und umgekehrt lassen uns Krankheiten, Sorgen, Streß, Alkohol und zu wenig Entspannung müde in die Welt blicken.

Es liegt also auf der Hand, daß man für ein strahlendes Aussehen eine Menge tun kann.

Fehlender Schlaf, zuviel Alkohol, Lesen bei schlechter Beleuchtung lassen die Augen gerötet erscheinen. Ebenso Vitaminmangel oder bestimmte Erkrankungen wie Entzündungen der Augen, der Augenbindehaut (Konjunktivitis), Bluthochdruck oder Diabetes. Liegt es nur an der ungesunden Lebensweise, ist leicht Abhilfe zu schaffen:

- Ausreichend Schlaf in der Nacht
- kein Alkohol
- Gesunde Ernährung (vitamin- und ballaststoffreich; mit viel Gemüse, Milch und Rohkost)
- ausreichend Licht bei allen Tätigkeiten
- Schutz vor Sonne, Zugluft und starkem Wind.

Und als zusätzliche Augenpflege empfehlen sich Kompressen (Kamille, Lindenblüte), Augentücher (Borwasser, Augentrost, Fenchel, Eichenrinde) und der kurzzeitige Verzicht auf Schminke.

Benutzen sie nur parfümfreie und allergiegetestete Augen-Cremes.

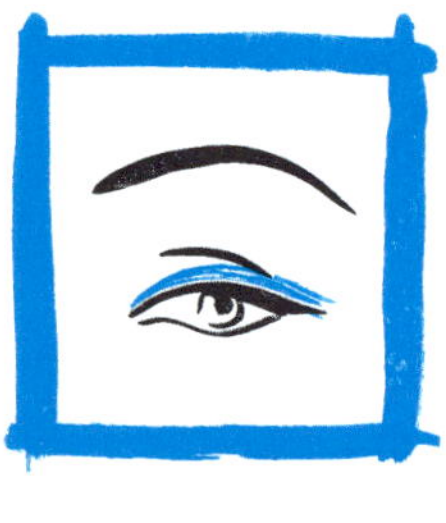

Sind die Augen glanzlos, so helfen – Grunderkrankungen wie Schilddrüsenunterfunktion oder Infektionskrankheiten ausgeschlossen – wie gegen gerötete Augen ausreichender Schlaf, eine gesunde Ernährung, der Verzicht auf Alkohol. Models und Schauspielerinnen nehmen in solchen Situationen beruhigende Augentropfen oder bestrahlen die geschlossenen Lider mit Blaulicht. Tip: Montieren Sie dazu

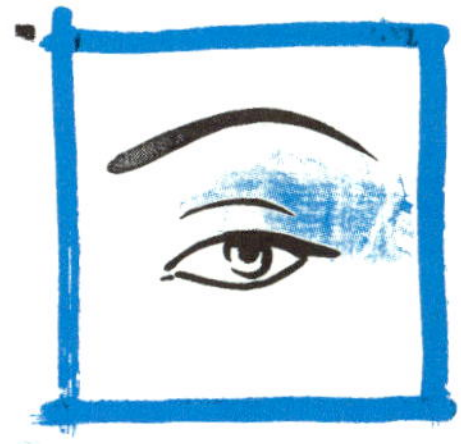

einen Bogen blaue Transparentfolie vor Ihre Schreibtischlampe.
Übrigens wirkt bei müden Augen auch eine Augengymnastik ganz ausgezeichnet: Augen nach rechts und nach links, nach oben und nach unten, anschließend rollen. Mehrmals wiederholen. Noch wichtiger ist es allerdings, den Augen ausreichend Ruhepausen zu gönnen: z. B. bei Arbeiten am Computer, beim Fernsehen oder beim Lesen. Lassen Sie die Blicke umherschweifen, die Augen sich auf wechselnde Entfernungen einstellen – das hilft gegen müde Augen und beugt ihrer Schwächung vor.
Und das kennen Sie sicher auch: Man wacht morgens auf und hat verquollene Augen. Medizinisch gesehen, handelt es sich dabei um Wasseransammlungen im Gewebe. Ursachen können die letzte feuchtfröhliche Nacht, zu salzhaltige Nahrung, Schlafen in schlecht gelüfteten Räumen oder aber – das tritt oft im höheren Lebensalter auf – der Verlust an Elastizität der Bindegewebsfasern um die Augen herum sein.
Aber Achtung: Auch bei Nierenerkrankungen vermehrt sich die Flüssigkeitsansammlung im Gewebe der Augenpartie. Oder – seltener – eine Störung des Eiweißgehaltes im Blut steckt dahinter. Bei diesen Ursachen muß eine ärztliche Behandlung der Grunderkrankungen erfolgen.
Sind Krankheiten ausgeschlossen, hilft es gegen verschwiemelte und verquollene Augen, wenn man ausreichend schläft und überhaupt gesund lebt, d. h. salzarme Kost, wenig Alkohol.
Ist es jedoch einmal passiert, daß Ihnen aus dem Spiegel ein verquollenes Gesicht entgegenschaut, helfen Kompressen aus rohen Kartoffelscheiben oder aus einem Absud von Kamille, Fenchel, Kornblume, Augentrost oder Lindenblüten. Ebenso hilfreich sind

Im 16. Jh. träufelten sich die Frauen Belladonna ins Auge, um die Pupillen zu erweitern und einen erregten Ausdruck zu bekommen. Eine Unsitte, die die Entstehung des Grünen Stars förderte.

kosmetische Spezialmasken und einige der heutzutage angebotenen Augenpflegecremes mit abschwellenden Substanzen.

Auf ähnliche Weise kommen Sie auch den sogenannten »Tränensäcken« bei. Hier handelt es sich – wie bei den verquollenen Augen – um Ödeme (Ansammlung von Wasser im Gewebe). Die Ursachen liegen ähnlich. Sind die Tränensäcke anlagebedingt und lassen sich Grunderkrankungen ausschließen, können sie vom plastischen Chirurgen entfernt werden.

Solange sie sich noch nicht so ausgeprägt haben, helfen eine gesunde Lebensweise (richtige Ernährung, ausreichender Schlaf, Verzicht auf zuviel Alkohol), Lymphdrainagen und Augenkompressen.

Ein Alptraum für alle Betroffenen sind dunkle Ringe unter den Augen. Was nutzt der schönste Augenaufschlag, wenn Augenringe einen krank und erschöpft aussehen lassen? Darunter litt auch – schon seit ihrer Kindheit – eine meiner

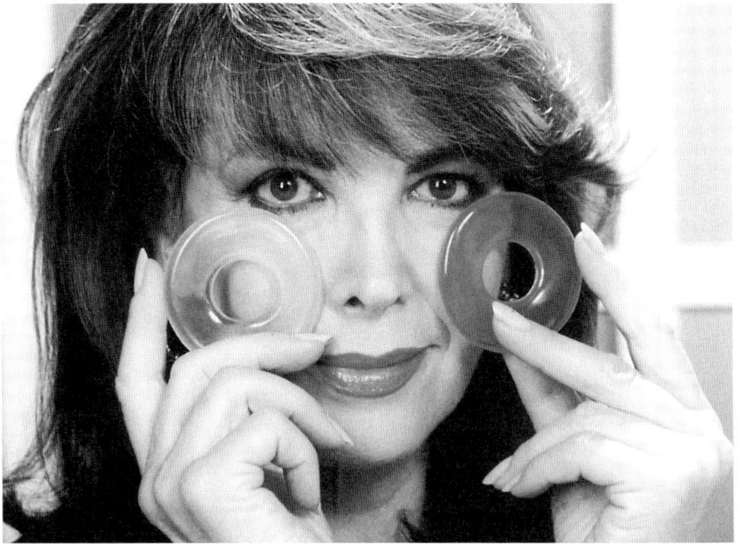

Ein Tip von Petra Schürmann – TV-Moderatorin und ehemalige Miß World: gegen Augenschwellungen kühle Baby-Kauringe

Kundinnen: Marketing-Chefin, Mitte Dreißig, im Beruf sehr erfolgreich. Trotz ihrer enormen Arbeitsbelastung – sie hielt auch noch Vorträge in Managerseminaren – lebte sie gesund, trieb Sport, ernährte sich richtig und schlief auch ausreichend. Trotzdem sah sie mit ihren dunklen Augenringen immer aus, als hätte sie »die ganze Nacht durchgemacht«. Nun, da die Neigung zu Augenringen bei ihr offensichtlich angeboren war, war eine Camouflage das Mittel der Wahl. Und so geht man vor:

– Zum Abdecken eine helle Farbe mit leicht rosigem Ton wählen.
– Farbe vorsichtig und hauchfein mit einem flachen Pinsel auftragen.
– Damit es gut deckt, ein zweites Mal Farbe dünn auftragen. Diesmal wählen Sie den Ton, der sich Ihrer natürlichen Gesichtsfarbe angleicht.
– Anschließend können Sie Ihr Augen-Make-up auftragen.

Als weitere Ursachen für Augenringe kommen in Frage: fehlender Schlaf, Alkohol oder übermäßiges Essen am späten Abend. Das alles läßt sich leicht abstellen, wenn man seine Lebensweise ändert.

Problematischer dagegen sind Ursachen wie Stoffwechselstörungen, zu viele Schlacken im Körper, Leberstörungen oder -erkrankungen. Dann ist ärztliche Hilfe vonnöten. Ist die Grunderkrankung geheilt, verschwinden auch die Augenringe.

Bei nichtmedizinischen Ursachen der dunklen Ringe unter den Augen hilft es, die Lebensweise zu ändern. Und für die Zeit der Umstellung empfehle ich Ihnen eine abdeckende Camouflage.

Ist sie aufgetragen, können Sie die Camouflage mit Ihrem üblichen Augen-Make-up überschminken und

Augenränder nicht mit einem hellweißen Stift abdecken, weil das auf den dunklen Flächen leicht grau aussieht. Wählen Sie einen hellen Stift in rosigem Farbton.

Tragen Sie die Camouflage nicht dick auf. Damit würden Sie an den Augenpartien nur die feinen Fältchen betonen. Außerdem wirkt dick aufgetragene Camouflage immer leblos, wie Wachs, und nie trahlend. Aber was nicht strahlt, ist nicht schön!

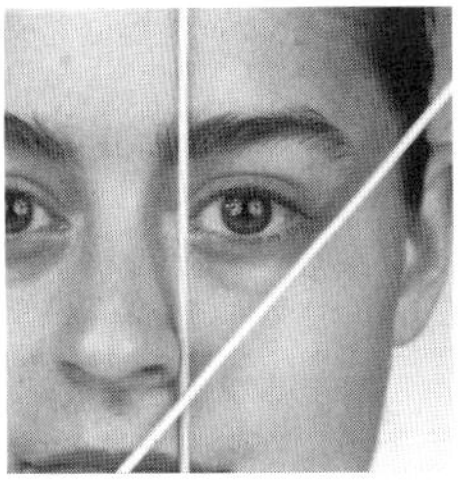

Die optimale Form der Augenbraue lassen sich durch Vermessen mit einem Stäbchen oder Bleistift leicht ermitteln

anschließend strahlend in die Welt blicken. Wer sollte Ihnen da noch widerstehen können?

Augenbrauen nach Maß

Haben Sie schon einmal bemerkt, daß mit jedem neuen Schönheitsideal eine andere Brauenform aktuell wird? Kein Wunder, denn diese kleinen Bögen beeinflussen den Charakter eines Gesichtes viel stärker als die meisten meinen. Zur Zeit sind wieder wohlgeformte und elegante Augenbrauen gefragt. Starmodels wie Claudia Schiffer, Nadja Auermann und Naomi Campbell haben sie in Mode gebracht: nicht zu dick, nicht zu dünn, zupfen ja, aber nicht zuviel und auch nicht zuwenig.

Grundlegend gilt: Schmale, kleine Gesichter brauchen unauffällige Augenbrauen. Großflächige Gesichter können eine markante Linie ohne weiteres vertragen. Allerdings darf sie auch hier nicht allzu dunkel und hart wirken. Für den richtigen Schwung der Braue erinnert man sich wieder an eine einfache und perfekte Meßtechnik: Legen Sie einen Bleistift oder Schaschlikstäbchen in eine senkrechte Linie von Nasenflügel und innerem Augenwinkel. Hier sollte in der Regel die Braue beginnen. Den höchsten Punkt der idealen Kurve erkennen Sie, indem Sie den Stift schräg in eine Gerade von Nasenflügel und Pupille legen (geradeaus schauen). Das Brauenende läßt sich auf der Linie bestimmen, die der Stift mit dem Nasenflügel und dem äußeren Augenwinkel bildet.Die Ausnahme ist: Bei engstehenden Augen werden diese Punkte alle ein wenig nach außen verlegt. Ob Ihre Augen zusammen- oder auseinanderliegen, müßte zuvor vermessen werden – Augenlänge ist gleich Augenabstand. Das heißt: Große Augen dürfen weiter auseinanderstehen als kleine.

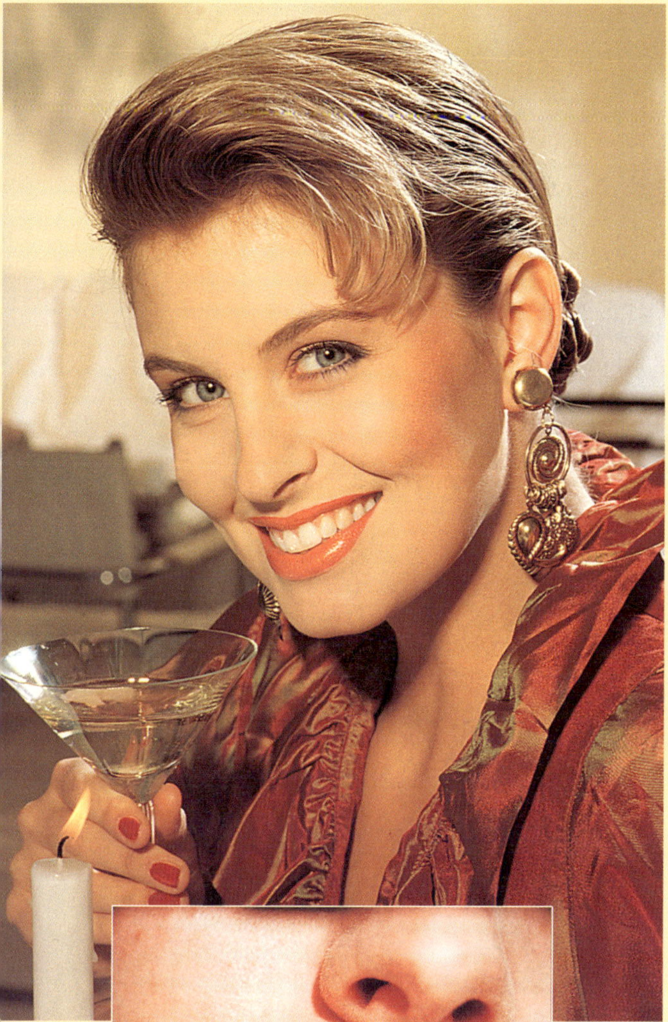

Augenschatten – kein Problem mit Camouflage. Sie lassen sich gut abdecken. Mit einem festlichen Make-up und strahlenden Augen wird es ein gelungener Abend werden.

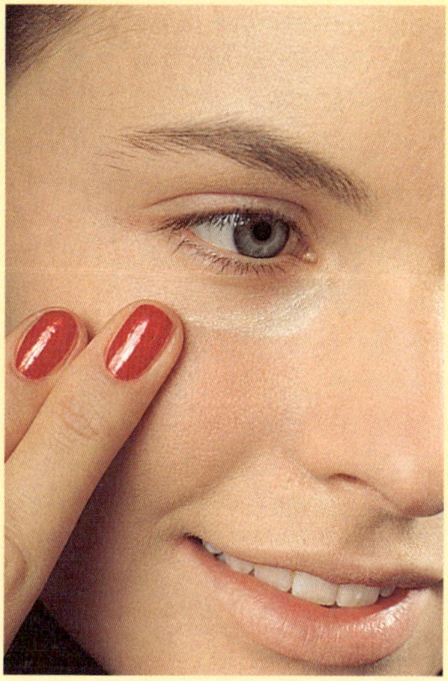

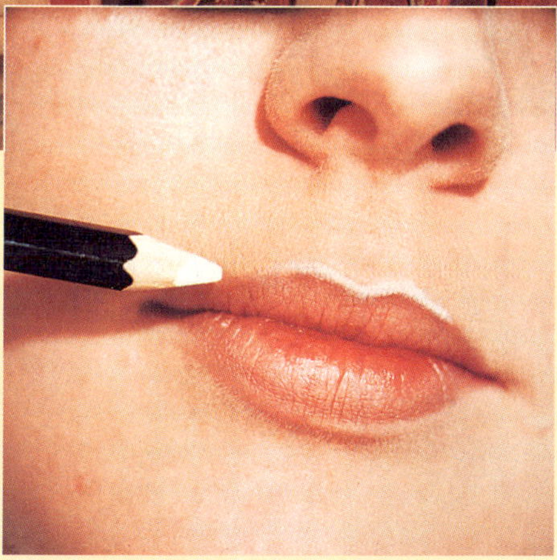

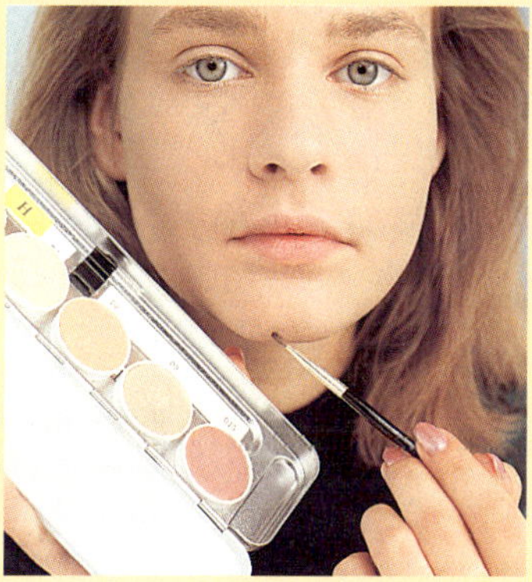

Bei Aknepickeln oder kleinen Hautanomalien die Creme leicht mit einem Pinsel auftragen.

Dunkle Lippenränder kann man gut mit einem hellen Stift abdecken.

Perfekte Tarnung: ein Feuermal wird kaschiert

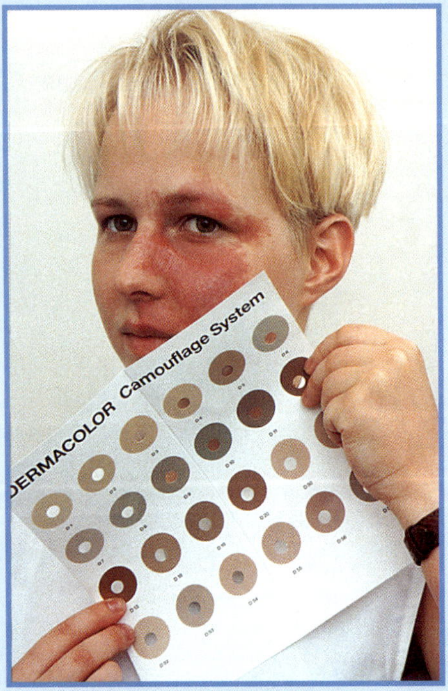

Zuerst wird bei Tageslicht der Farbton ausgewählt, der der eigenen Haut entspricht.

Vor dem Camouflagieren tragen Sie eine Feuchtigkeitscreme auf.

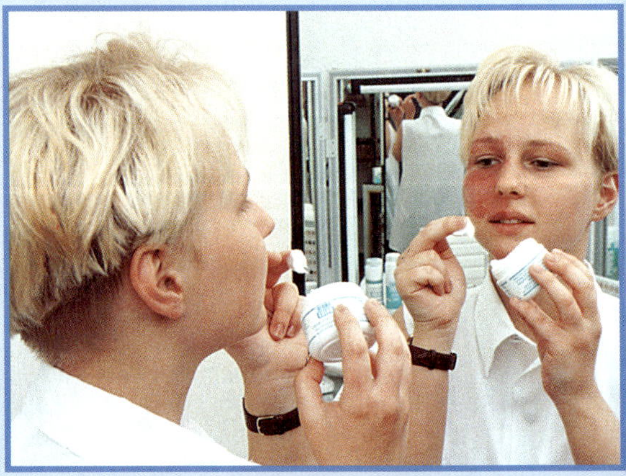

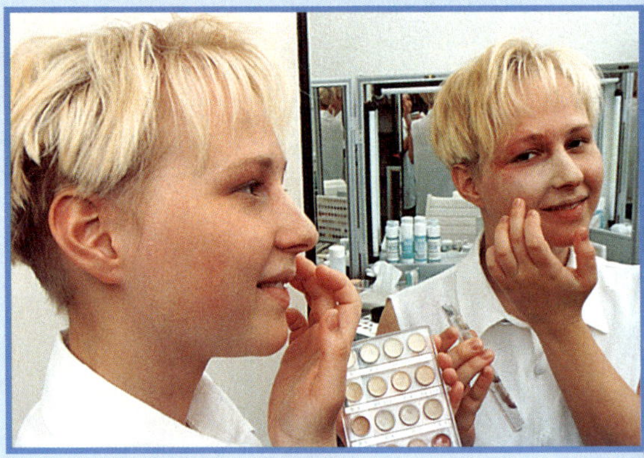

Die Farbe wird gleichmäßig auf die betreffenden Stellen aufgetragen.

Fixierpuder erhöht die Stabilität, fünf bis zehn Minuten einwirken lassen. Überflüssigen Puder mit einem Pinsel entfernen.

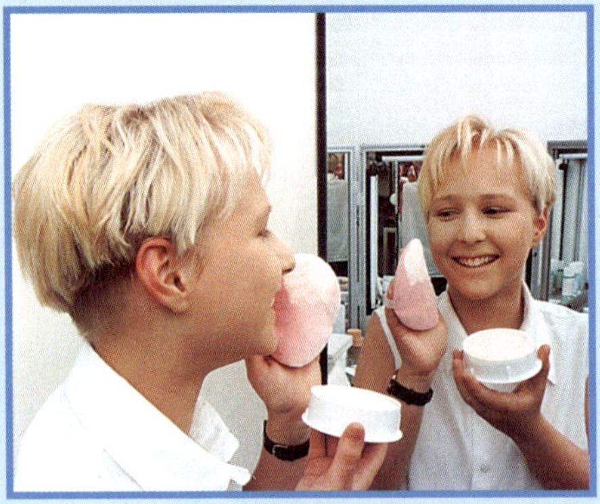

Die Camouflage ist perfekt.

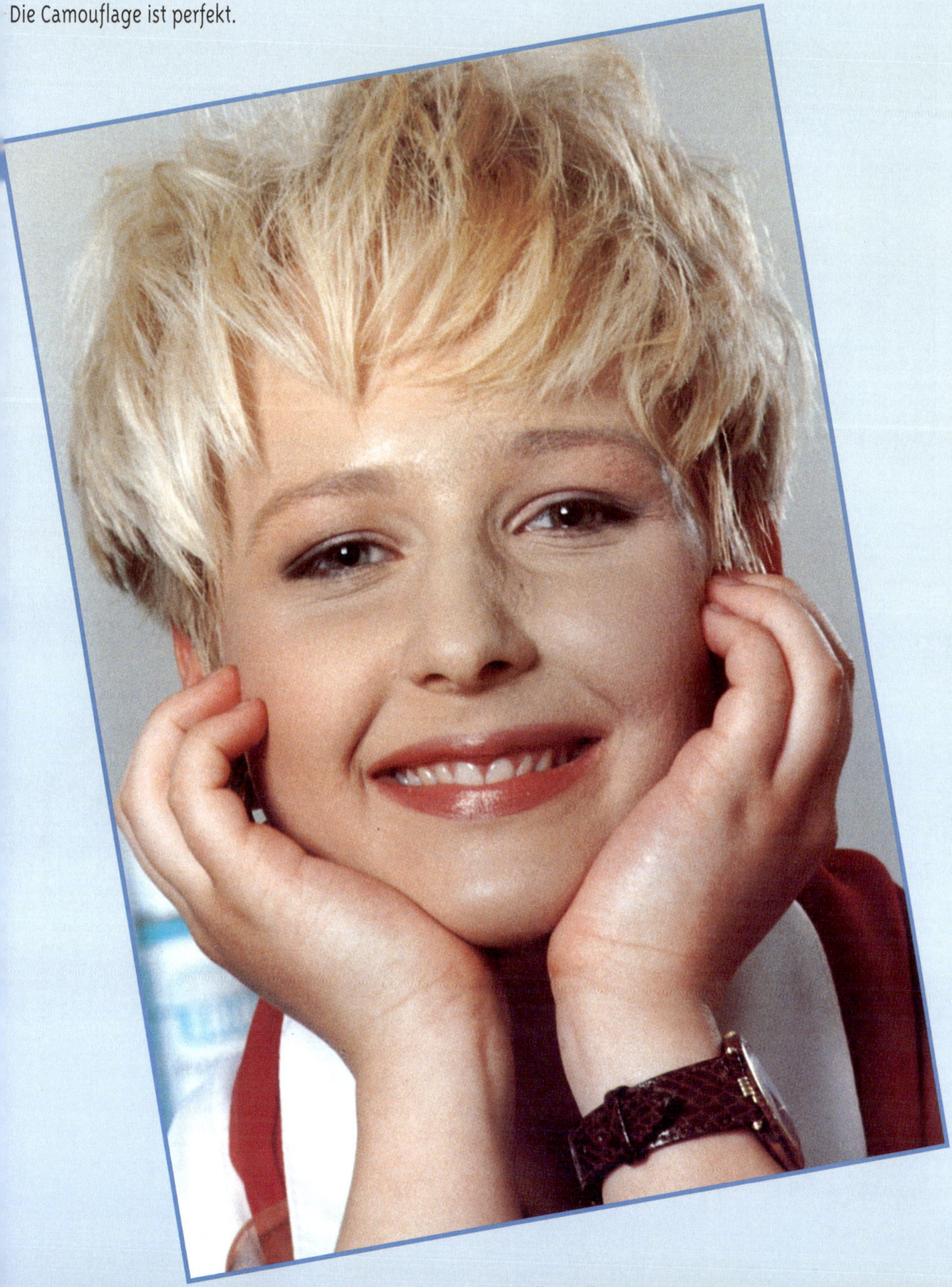

Voller Selbstvertrauen kann es in die Disco gehen.

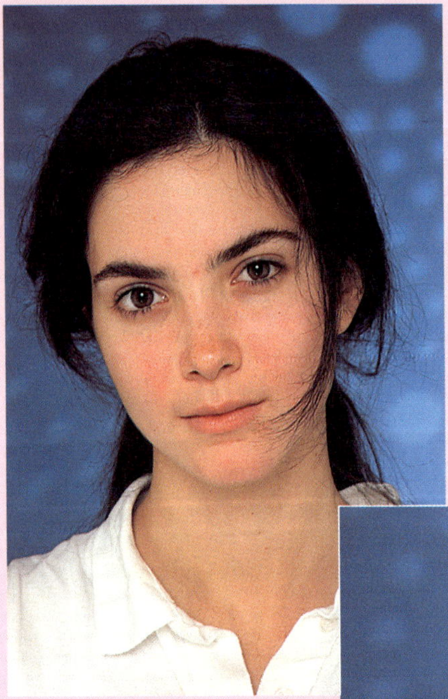

Besonders junge Menschen leiden darunter, wenn sich ihre Haut voller Unreinheiten und Flecken zeigt.

Abhilfe schafft hier eine Camouflage. Zuerst den richtigen Farbton auswählen und dann gleichmäßig auf die betreffenden Stellen auftragen.

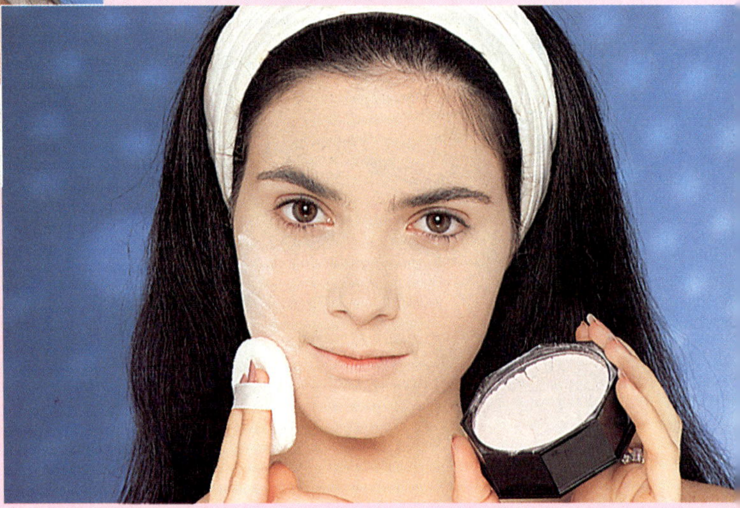

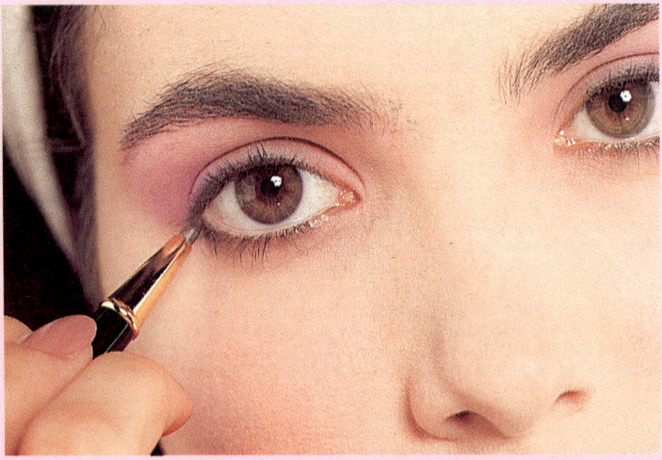

Ist die Camouflage fertig, kann das normale Make-up aufgetragen werden:

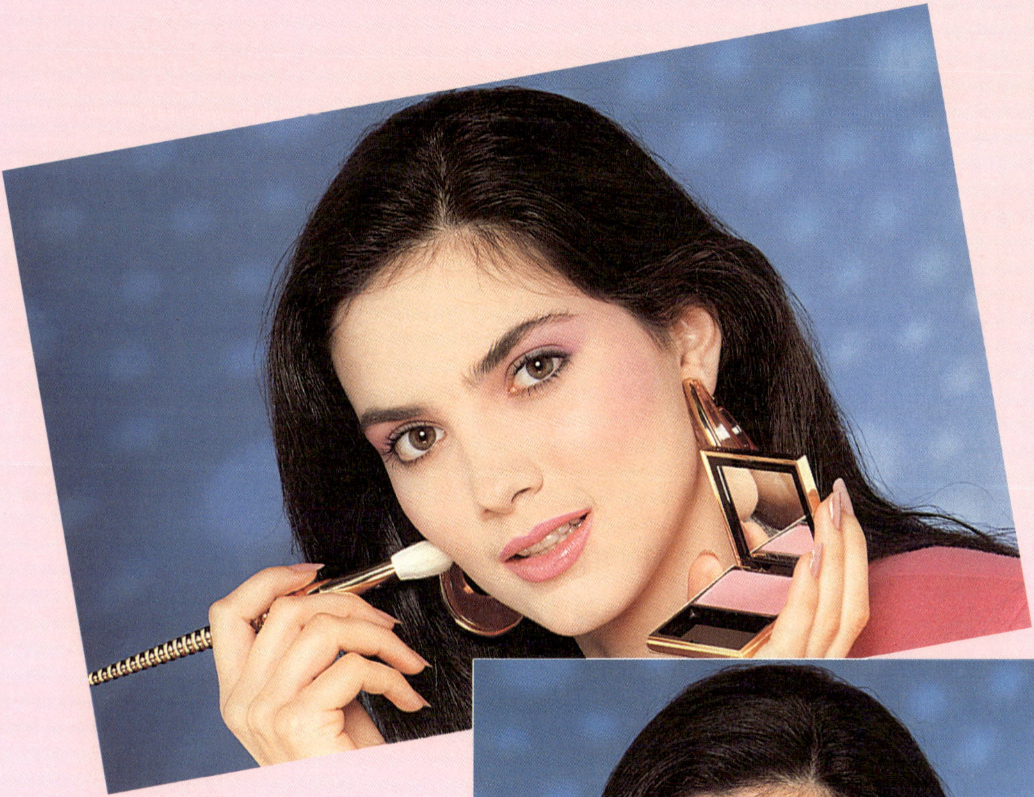

Lidpuder,
Lidstrich, Rouge ...

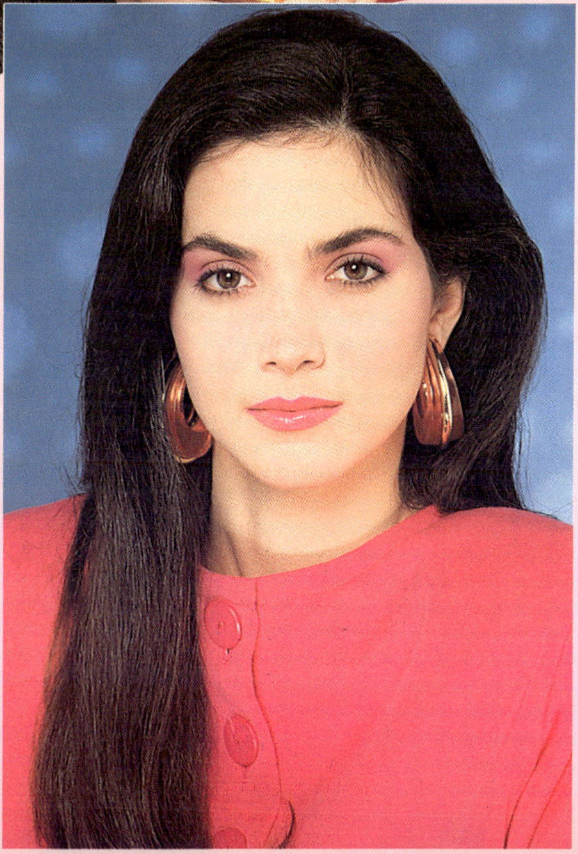

Die Tarnung wird niemandem
auffallen, das Aussehen
ist perfekt.

Ein Bühnen-Make-up
für Sängerin Veronika Fischer

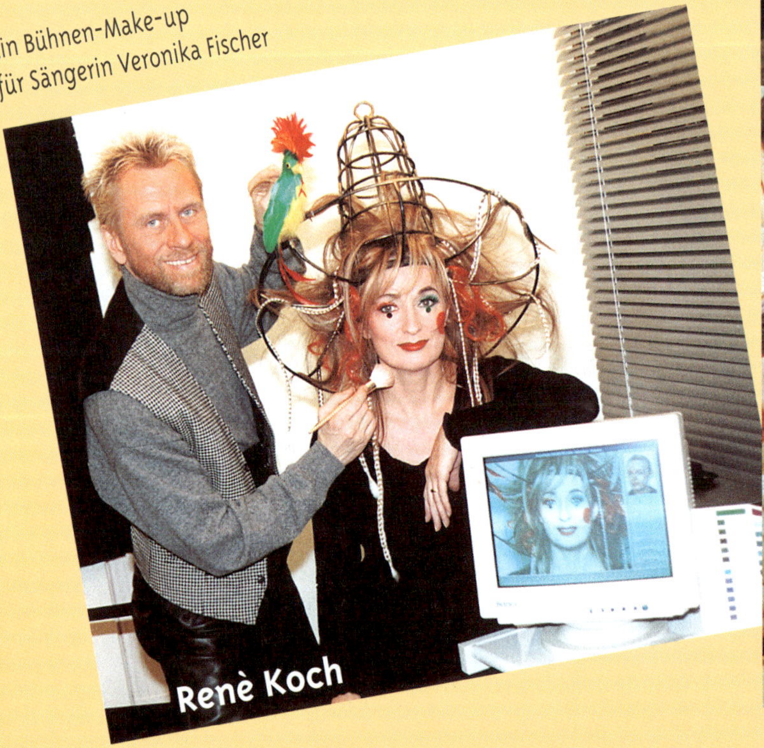

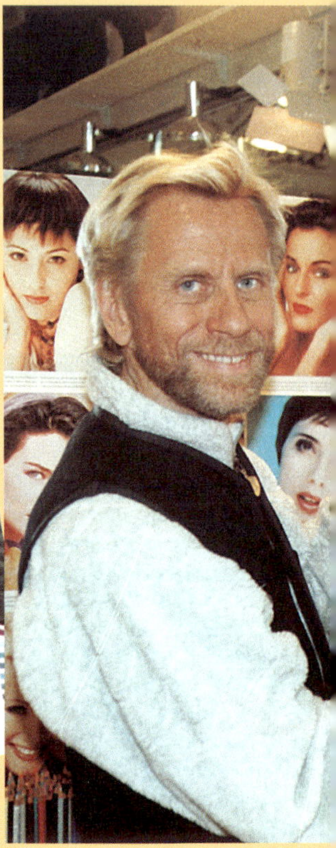

Hildegard Knef

ZDF-Ansagerin Andrea Horn
mit René Koch am Beauty-Computer

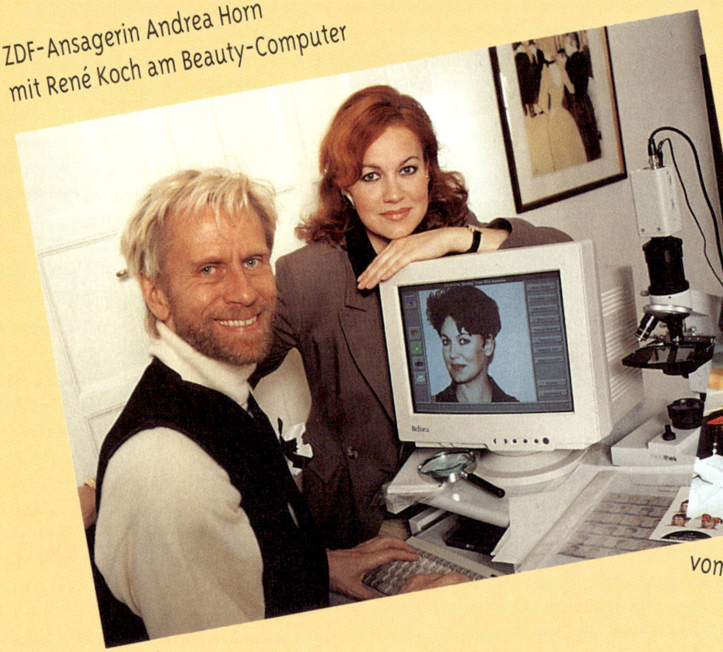

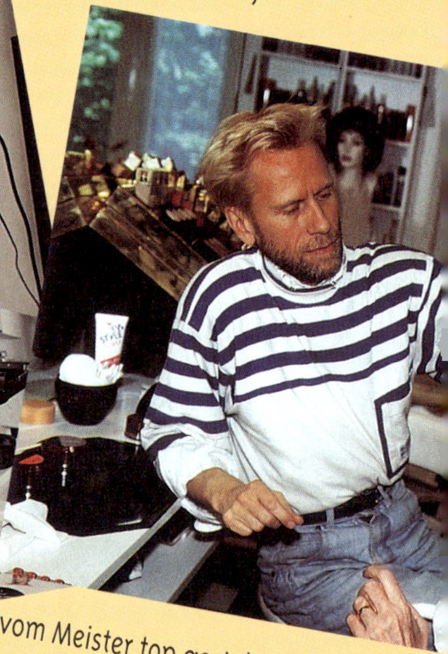

vom Meister top gestylt

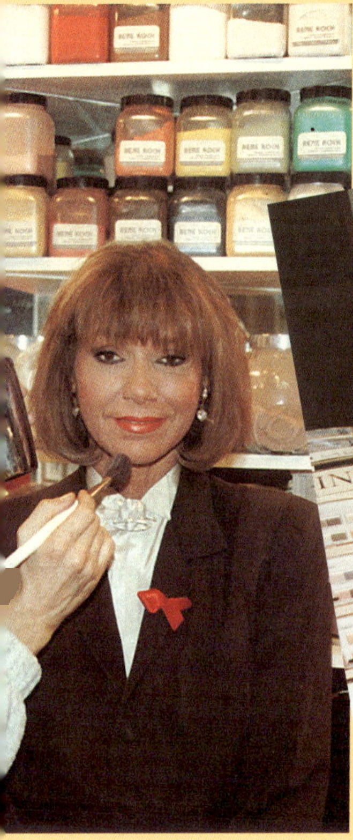

Ohne Puder geht bei Judy Winter gar nichts – von René Koch handgemixt

Ball-Make-up für Showstar Romy Haag

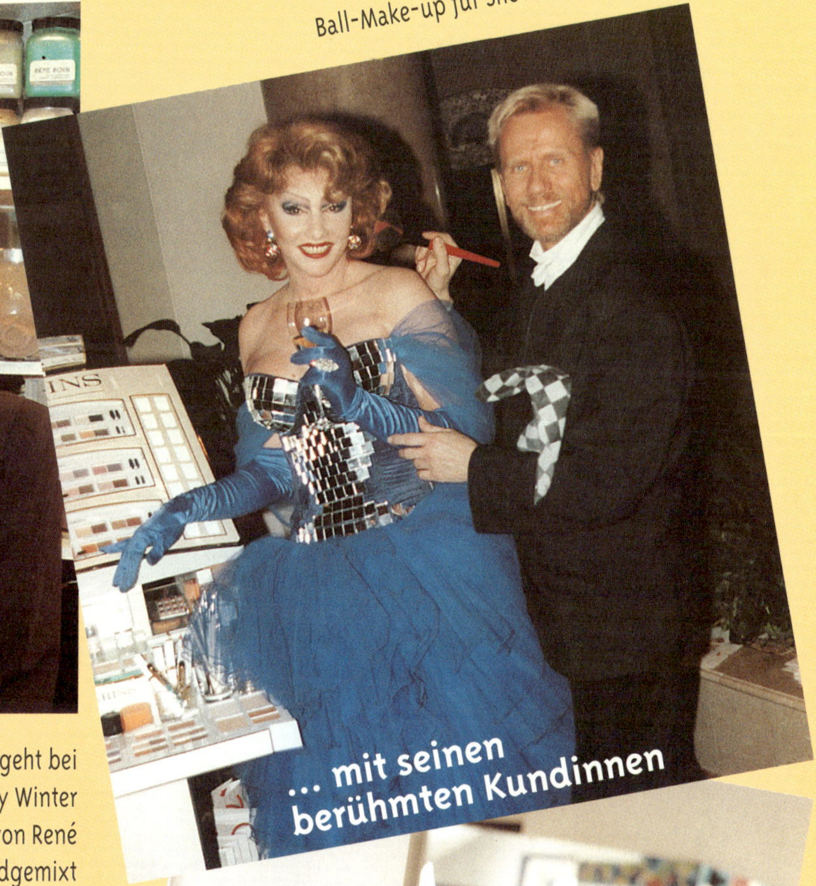

... mit seinen berühmten Kundinnen

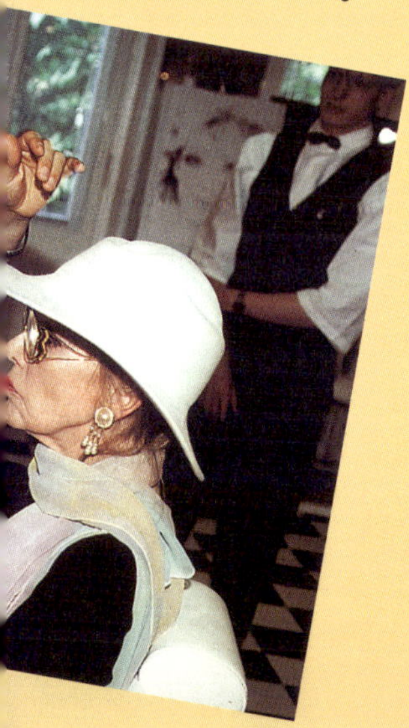

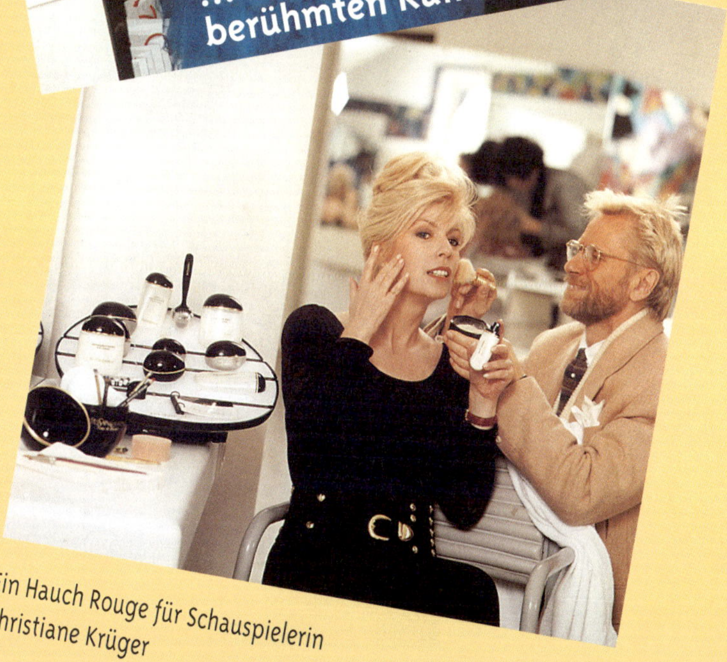

Ein Hauch Rouge für Schauspielerin Christiane Krüger

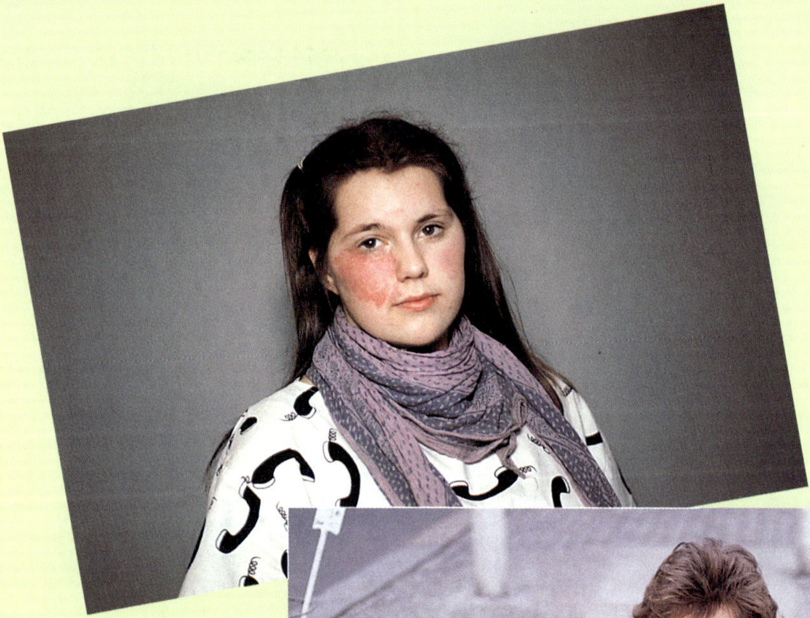

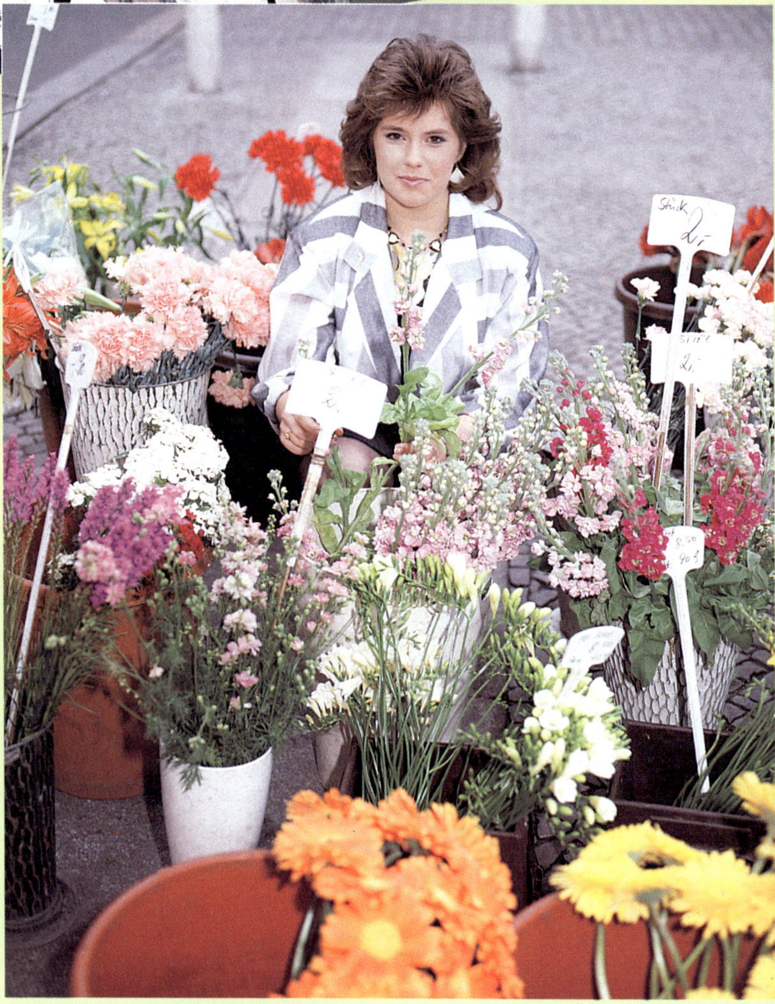

Mit Hilfe von Camouflage ist Petra sicherer und selbstbewußter geworden.
Die hübsche Floristin fühlt sich rundum wohl in ihrer Haut.

Werden die einzelnen Punkte nach dem Vermessen eingezeichnet und mit einem Augenbrauenstift, gleich einem Schnittmuster, vorgemalt, haben Sie eine gute Vorlage für's Zupfen. Dies geht leichter und tut weniger weh, wenn die Haut vorher mit einem Eiswürfel gekühlt wurde. Danach werden die überflüssigen Härchen generell in Wuchsrichtung mit einer Pinzette entfernt, jedoch niemals rasiert. Zum Nachzeichnen von eventuellen Lücken rate ich Schwarzhaarigen zu einem schwarzbraunen Stift, grauhaarigen und brünetten Damen zu Beige oder Graubraun und Blondinen lediglich zu einer hellen, zarten Betonung, wie z. B. Beige oder Goldbraun. Rothaarigen empfehle ich Rot- oder Beigebraun. Diese Stifte sind auch als Permanentliner, eine Art Filzstift für wasser- und wischfeste Camouflage-Anwendungen an den Brauen, im Handel.
Neuerdings ist auch der gute, alte Augenbrauenpuder wieder in Mode, der sich besonders für diskrete Augenbrauenschattierungen eignet. Dieser wird mit einem kleinen Bürstchen auf die Härchen sowie die Haut appliziert.

Getarnte Lider

Auch am Auge lassen sich mit Camouflage kleine und individuelle Korrekturen vornehmen. Dies gilt besonders für Frauen, die keine farbige Betonung wünschen und eher ungeschminkt aussehen wollen. Doch bevor Hand angelegt wird, sollten folgende Faustregeln beachtet werden.
In der Gesichtsphysiognomie unterscheiden Profis nämlich mehrere Augentypen:

Zusammenliegende Augen:
Sie liegen zusammen, wenn der Augenabstand kleiner ist als

die Augenlänge. Dies läßt sich mit einem Zentimetermaß genau feststellen, denn Augenlänge und Augenabstand sollten möglichst gleich sein.
Danach werden die Augeninnenwinkel aufgehellt und nach außen hin zwei Nuancen dunkler schattiert.

Auseinanderliegende Augen:
Ist der Augenabstand größer als die Augenlänge, handelt es sich um weitliegende Augen. In diesem Fall kommt etwas dunklere Camouflage-Creme über das ganze Lid.

Tiefliegende Augen:
Kippen die Lider optisch nach hinten, das heißt, die Liddeckel sind bei geöffneten Augen kaum zu sehen, werden diese mit einer helleren Farbe nach vorn geholt.

Vorstehende Augen:
Treten die Liddeckel extrem nach außen (Basedow), nennt man dies vorstehende Augen und schattiert sie etwas dunkler als der Hautton.

So wird es gemacht:
Der auf der Palette ausgesuchte und der Haut entsprechende Farbton wird mit einem flachen Pinsel auf das Lid aufgestrichen und anschließend auf die gleiche Weise mit losem Puder fixiert.

Faltige Lider:
Hände weg von Perlmutt-Lidschatten, denn durch den Glanz werden die Fältchen am Auge verstärkt. Besser sind matte, zarte Töne.

Rote Lider:
Besonders ältere Menschen haben oft einen geröteten Lidrand. Diese Alterserscheinung läßt sich mit einem Camouflage-Stift, der wie ein dicker Kajalstift aussieht, in Sekunden wegzaubern. Dies ist sozusagen ein hautfarbener Lidstrich.

Feurige Male

Wer ein Feuermal sein eigen nennt, ist im wahrsten Sinne des Wortes gezeichnet und kann sich über fehlende »Aufmerksamkeit« seiner Mitmenschen nicht beklagen. Diese Erfahrung blieb auch Petra nicht erspart, die sich schon als Abc-Schütze der Hänseleien ihrer Mitschüler zu erwehren hatte. Aber auch viele Erwachsene waren nicht besser – so erklärte ihr eine Lehrerin: »Was, mit deinem Gesicht willst du Verkäuferin werden?« Und prompt erhielt Petra auf ihre ersten Bewerbungen auch nur Absagen. Zufällig las ihre Großmutter in einer Zeitschrift einen Artikel über die Camouflage und riet der damals 16jährigen, es damit zu versuchen.

So kam Petra in mein Studio. Und schon drei Tage später – nach nur zwei Unterrichtsstunden – kam sie allein mit dieser Schminktechnik zurecht. Der erste Erfolg ließ nicht lange auf sich warten. Nach all den Absagen hat sie nun eine Lehrstelle gefunden.

Mittlerweile ist sie eine erfolgreiche Floristin, und wir haben uns bis heute nicht aus den Augen verloren. Regelmäßig kommt sie vorbei, um die verbrauchten Camouflage-Produkte nachzukaufen. Manchmal bringt sie mir aus Dankbarkeit sogar ein Sträußchen mit.

Vor einiger Zeit druckste Sie mit folgendem Problem herum: Ob sie die Camouflage auch über Nacht auf dem Gesicht lassen könne? Das hübsche junge Mädchen hatte nämlich einen Freund. »Natürlich zeigst du dein Feuermal nicht in der ersten Nacht«, hatte ich ihr geraten, »denn der junge Mann soll dich erst einmal besser kennenlernen.« Gesagt, getan. Heute sind sie ein glückliches Paar; und ihr Partner liebt sie auch mit Feuermal, das sie jetzt nur noch zur Arbeit oder zum Ausgehen abdeckt.

Das Feuermal, der medizinische Ausdruck dafür lautet *naevus flammeus*, ist ein meist angeborener hell- bis dunkelroter Hautfleck. Seine Form ist recht bizarr; er entsteht durch die Erweiterung der Blutkapillaren, den feinen Hautgefäßen in der Lederhaut, die in der Regel einen Durchmesser von 6–20 µm haben. Ist dieser stark vergrößert, kommt es zu der beschriebenen Hauterscheinung, die besonders im Gesicht oder Nacken angesiedelt ist. Medizinisch begegnet man dem Feuermal mit Hilfe des gepulsten Farbstofflasers. Dieser setzt sich immer stärker gegenüber dem früher gebräuchlichen Argonlaser durch, weil die mit dem Argonlaser einhergehenden Risiken wie Narbenbildung und zu geringe Eindringtiefe mit ihm überwunden wurden. Die Laserbehandlung des Feuermals wird von Dermatologen schon ab dem fünften Lebensjahr empfohlen, um die psychische Belastung der betroffenen Kinder zu verringern. Der frühe Lasereinsatz im Kleinkindalter wurde aber erst mit der Entwicklung dieser selektiven Photothermolyse in der Gegenwart möglich. So nimmt es nicht wunder, daß es noch viele Betroffene unter den Jugendlichen und Erwachsenen gibt. Natürlich ist eine Laserbehandlung des *naevus flammeus* in jedem Alter möglich, wenn auch nicht für jeden – aus medizinischen Gründen – und nicht immer mit 100prozentigem Erfolg. Hinzu kommt, daß die Laserbehandlung einige Zeit dauert. Im Durchschnitt sind zur Aufhellung eines Feuermals neun Behandlungstermine nötig. Wer für diese Laserbehandlung überhaupt nicht in Frage kommt oder während der Dauer einer Behandlung schon einen »vollen Erfolg« wünscht, kann zur Camouflage greifen.

UND SO WIRD ES GEMACHT:
Als erstes wird die Haut gereinigt. Da das Feuermal stark gefärbt ist, wird es zunächst mit grüner oder weißer Farbe (aus dem Camouflage-Farbset) neutralisiert. Dann wählt man aus den verschiedenen Hautfarbtönen der Camouflage-Cremes bei Tageslicht den zur eigenen Haut passenden Farbton und trägt ihn dünn und gleichmäßig mit der Kuppe des Mittelfingers auf die betroffenen Hautflächen auf. Mit einem Make-up-Schwämmchen wird die Creme über die Ränder des Feuermals hinaus aufgetragen. Auf dem Lid oder unter den Augen eignet sich zum Verteilen auch ein flacher Pinsel. Nicht vergessen, die Partien sorgfältig mit Puder zu fixieren! Überschüssigen Puder entfernt man mit einer weichen Ziegenhaarbürste. Nach fünf Minuten ist die behandelte Hautpartie wasserfest camoufliert.

Wichtig: Pinsel, Schwamm, Bürste, Quaste ab und zu mit Seifenlauge waschen und mehrmals klarspülen.

Camouflage für Bleichgesichter

Während Menschen mit einem roten Feuermal, einem bläulichen Hämangiom, erweiterten Äderchen oder glühenden Stauungsdermatosen gerne etwas blasser wären, ist dies bei den Bleichgesichtern genau umgekehrt. Sie leiden entweder unter Blutarmut, niedrigem Blutdruck, haben vielleicht eine zu dicke Haut (dadurch oft grau und fahl) oder, genetisch bedingt, weniger Pigmente, denn die Pigmentierung der Haut hängt auch vom Erbgut ab.
Für viele Menschen ist das genauso belastend wie für dieje-

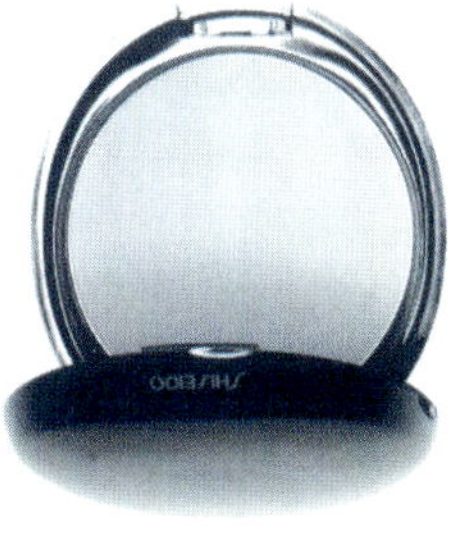

nigen mit »zuviel Farbe«. Leider werden auch sie oft mit so lästigen Fragen konfrontiert, wie »Ist dir nicht gut?« oder »Du siehst heute aber schlecht aus!«. Das nervt. Ich kann es sehr gut nachvollziehen, denn ich war als Kind ebenfalls ein »Blässelchen« und erinnere mich an folgendes: Meine Mutter kniff mir ab und zu, kurz bevor Tanten und Onkel zu Besuch kamen, mit den Fingern in die Wangen, um der lästigen vorwurfsvollen Vermutung aus dem Weg zu gehen: »Das Kind bekommt wohl zuwenig zu essen?« Schließlich waren es magere Nachkriegsjahre.
Heute ist dies kein Problem mehr. Mit einem Hauch Wangenrouge läßt sich jede Blässe tarnen und somit die Natur überlisten. Also auch eine Art Camouflage, nur in gegensätzlichem Sinne: Nicht Röte wegnehmen, sondern Frische geben.

Zauberformel Rouge: kleiner Aufwand – große Wirkung
Von wenigen Ausnahmen abgesehen, sollte keine Frau auf »Blusher«, wie Rouge neuerdings bezeichnet wird, verzichten. Diese gibt es als Puder, Gel oder Creme. Letztere ist bei trockener und sehr reifer Haut sowie bei Kindern vorzuziehen.
Die Auftragetechnik ist recht einfach: Mit den Fingerkuppen wird die Farbe im Normalfall von den Wangenknochen in Richtung Schläfen verstrichen. Hierfür sind auch kleinere Schwämmchen gut geeignet. Damit dürfen Sie sogar, falls erforderlich, das komplette Gesicht inklusive Hals rougieren, so als ob Sie Make-up auftragen würden. Allerdings nur hauchdünn.
Merke: Weniger ist mehr!

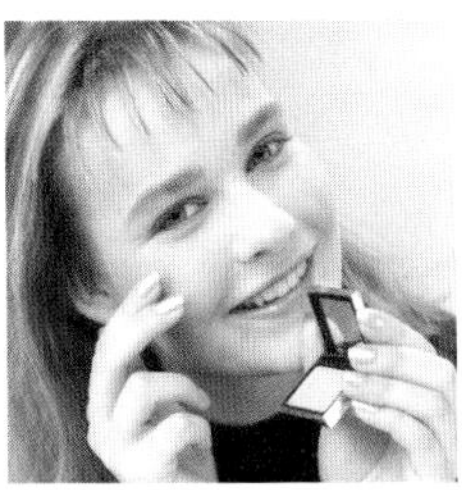

Stärkere Effekte bringt die Verwendung von Camouflage-Schattiercreme. Durch die große Farbpalette läßt sich jedes Gesicht wirkungsvoll modellieren.

Um breite und kantige Gesichter schmaler sowie ovaler erscheinen zu lassen, wählen Sie eine dunklere Nuance als Ihren natürlichen Hautton und blenden diese mit einem Make-up-Schwämmchen, am äußeren Gesichtsrahmen entlang, in die Haut ein. Dies gilt auch für runde, dickliche Gesichter. Bei langer Gesichtsform schattiert man auf diese Weise das spitze oder dominante Kinn etwas dunkler. Dagegen wirken Hohlwangen und schmale Schläfen, mit einem helleren Farbton camoufliert, voller. Bei kurzen, kleinen Gesichtern bringt ein Hell-Effekt auf der Stirnmitte sowie am Kinn eine optische Verlängerung. Nach meiner fachlichen Anleitung aufgetragen, sehen diese kosmetischen Korrekturen vollkommen natürlich und ungeschminkt aus.

> Breite Gesichter wirken schmaler, wenn das Rouge fast bis zur Gesichtsmitte (Richtung Mundwinkel) aufgetragen wird.
> Kurze Gesichter wirken länger, wenn das Rouge etwas über den Wangenknochen appliziert wird.
> Lange Gesichter erscheinen kürzer, wird das Rouge unter die Wangenknochen gegeben. Schmale Gesichter erscheinen breiter, indem das Rouge Richtung Ohren (ziemlich außen) aufgetragen wird.
> Sehr in Mode ist es, ein Hauch Rouge unter die Augenbrauen zu stäuben.

Pinsel-»Frische«

Aufgetragen wird dieses bräunliche, rötliche, pink- oder rostfarbene, lose oder gepreßte Pulver (es gibt auch Kügelchen) mit einem Pinsel. Empfehlenswert: Echthaar, denn das faßt das farbige Pulver besser und verteilt die Pigmente gleichmäßiger.

Aus hygienischen Gründen sollten – ganz gleich ob Kunsthaar oder Echthaar – die Rougepinsel regelmäßig gewaschen

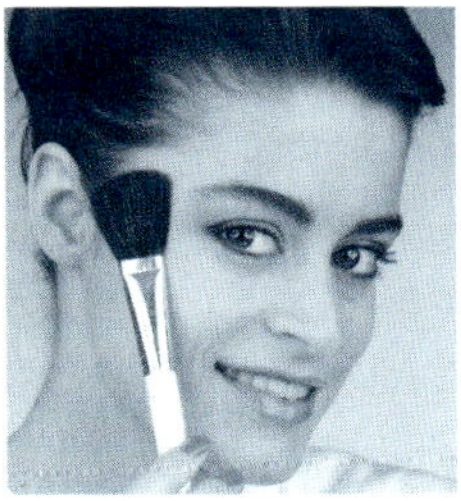

werden. Dazu benutzt man am besten ein Haarshampoo gegen fettiges Haar. Nicht vergessen, mit viel lauwarmem Wasser und etwas Weichspüler gründlich nachspülen. Zum Trocknen den Pinsel auf ein Frottierhandtuch legen, und zwar schräg mit der Spitze nach unten, so daß keine Feuchtigkeit in die Pinselfassung eindringt. Denn: »Pinsel gut gepflegt – lang gelebt!«

Praktische Tips:

Nach dem Eintauchen in die Farbe, jedoch vor dem Auftragen auf die Haut, den Rougepinsel stets leicht abklopfen, so haben Sie genau die richtige Menge. Sollte einmal zuviel Farbe aufgetragen worden sein, niemals mit den Händen korrigieren (das wird fleckig!), sondern immer mit einem Puderbürstchen leicht ausfegen. Damit erst gar nicht ausgebessert werden muß, rate ich Ihnen, vorher die Pinselspitze mit losem Puder zu bestäuben. Dadurch »verdünnt« sich der Rougefarbton, er haftet besser, sieht natürlicher aus, und der Pinsel gleitet sanfter über die Wangen.

Rote Äderchen im Gesicht (Couperose)

Medizinische Behandlung der Couperose: Veröden, Elektrokaustik, Laserbehandlung

Zweimal in der Woche gehe ich auf den Markt und kaufe mein Obst und Gemüse bei einem Bauern aus Brandenburg. Eines Tages nahm mich seine Frau zur Seite und sagte: »Herr René, ich muß Sie mal etwas fragen.« Und dann zeigte sie mir – zwischen Blumenkohl und Strauchtomaten – ihre »Problemzone«. »Sehen Sie doch nur die vielen geplatzten Äderchen in meinem Gesicht. Wenn es sehr warm oder sehr kalt ist, sieht das noch schlimmer aus.«

Nun, ich sagte ihr, daß es sich in diesem Falle nicht

um geplatzte, sondern um erweiterte Äderchen handele und daß sie zu einem Arzt gehen müsse, um die Ursachen dieser Hauterscheinung zu klären und möglicherweise zugrundeliegende Erkrankungen auszuschließen.

Mögliche Ursachen der Couperose

- Vererbung
- Verdünnung der Oberhaut (zuviel UV-Strahlung, Cortisonsalben)
- Erkrankungen: Diabetes mellitus, Sklerodermie, Lupus erythematodes.

Treten die Äderchen plötzlich auf und vermehren sich rasch, ist dringend ein Arzt aufzusuchen.

Kosmetische Behandlung der Couperose: Die empfindliche Haut mit Spezialprodukten pflegen, die Roßkastanien-Auszüge oder Süßwurzelauszüge enthalten. Abdecken mit Camouflage.

Kosmetisch kann man der Couperose sehr gut mit einer Camouflage begegnen. Als ich »meiner« Gemüsefrau das vorschlug, war sie entrüstet: »Igittegitt, ich trag' doch kein Make-up! So was schmiere ich mir doch nicht ins Gesicht!« Erst als ich ihr beruhigend erklärte, daß es sich bei der Camouflage sozusagen um eine medizinische Maßnahme handele und diese die Haut nicht nur vor neugierigen Blicken, sondern auch vor Witterungsunbilden schützt, war sie interessiert. Sie kam in mein Studio und lernte während einiger Sitzungen, ihre roten Äderchen mit einem feinen Pinsel zu camouflieren. Seit dieser Zeit macht sie das täglich, und selbst ihrem Mann verpaßte sie letzthin bei grimmiger Kälte eine Camouflage gegen seine rote Schnupfennase.

So können Sie der Couperose vorbeugen

- Verzicht auf Sonnenbäder, Anwendung von Sonnenschutzmitteln,
- keine Wechselduschen, Saunabesuche, Dampfbäder, Eiskompressen,
- Verzicht auf Nikotin und Alkohol,
- kein Peeling oder durchblutungsfördernde Masken im Gesicht,
- Haut mit Kamille, Salbei und Feigwurz beruhigen.

Der Mund

Haben Sie nicht auch schon einmal in einer vermeintlich wichtigen Beratung oder Teambesprechung gesessen und leicht gelangweilt – der Vortragende wußte nichts Neues zu berichten – angefangen, Ihren Notizblock zu bekritzeln? Vielleicht entstanden ja dann unzählige Variationen des Mondgesichtes, jene Punkt-Punkt-Komma-Strich ..., mit dem die Erwachsenen kleine Kinder hinhalten, wenn ihnen die Phantasie und die Geduld fehlen, fliegende Häuser, Vogelbäume oder radfahrende Clowns zu zeichnen. Aber wir wollen es keineswegs schmähen – das gute alte Mondgesicht; zeigt es doch auf anschauliche Weise, wie sehr der Ausdruck unseres Gesichtes von der Mimik der Lippen bestimmt wird. Und möglicherweise haben Sie angesichts der während besagter Sitzung geäußerten Belanglosigkeiten die Mundwinkel spöttisch verzogen und so dem Referenten Ihr Mißfallen zu verstehen gegeben. Der hat dann daraufhin nervös seine Lippen zusammengepreßt und verzweifelt versucht, nicht endgültig den Faden zu verlieren.

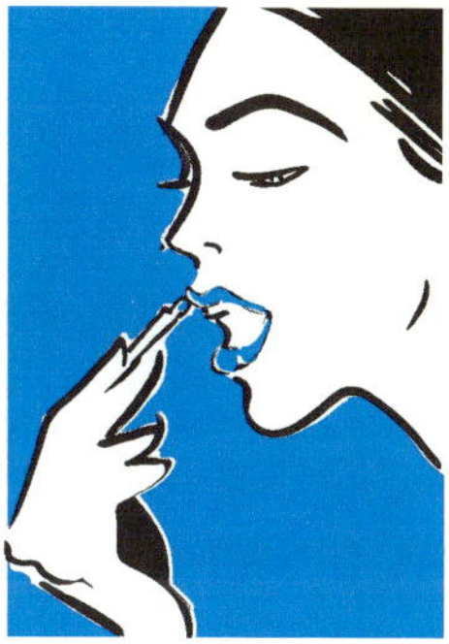

Neben den Augen ist der Mund der wichtigste Punkt unseres Gesichtes, auf den sich selbstverständlich auch alle Blicke richten. Er ist unsere universale Pforte, das Haupttor. Worte, Luft, Nahrung und Flüssigkeit gelangen oder verlassen durch den Mund unseren Körper. Wir küssen mit dem Mund und es wäre ein vergebliches, ja maßloses Unterfangen, die Erotik, welche um unsere Lippen spielt, auch nur einigermaßen umfassend erörtern zu wollen. Weniger vergeblich ist es allerdings, darüber nachzudenken, wie man den Zauber und die Schönheit des Mundes bewahren und sogar vergrößern kann.

Mundpflege

Sie sollten daran denken, daß kein noch so perfekt geschminkter Mund die Mängel bei der Zahn- und Mundpflege ausgleichen kann. Deshalb gilt es einige Grundregeln zu beachten:

Putzen Sie Ihre Zähne mindestens zweimal am Tag – *nach* dem Frühstück und vor dem Schlafengehen – wenigstens drei Minuten lang. Um diese richtig zu reinigen, müssen Sie die Innen- und Außenflächen der Zähne von rot nach weiß bürsten.

Sie sollten Ihre Zahnbürste alle zwei Monate wechseln und auf die richtige Härte achten. Keinesfalls darf eine zu harte Zahnbürste das Zahnfleisch verletzen.

Nach dem Putzen empfiehlt es sich, eine medizinische Mundspülung anzuwenden. Diese reguliert Ihre Mundflora und beugt so der Bildung gefährlichen Zahnbelags vor. Lassen Sie sich im Zweifelsfalle von Ihrem Zahnarzt bei der Auswahl eines geeigneten Präparates beraten.

Kauen Sie gründlich, und trinken Sie zu den Mahlzeiten ungesüßte Getränke.

Für eine schnelle Reinigung unterwegs eignen sich medizinische Kaugummis. Benutzen Sie regelmäßig Zahnseide, um die Zwischenräume der Zähne zu säubern.

Nehmen Sie Verletzungen des Zahnfleisches, Blutungen und Entzündungen ernst, und lassen Sie die möglichen Ursachen durch einen Arzt klären.
Zur Desinfektion kleinerer Verletzungen im Mund eignen sich Kamillen- oder Salbeispülungen hervorragend.
Ein sauberer Mund riecht nicht, wer trotzdem Probleme mit Mundgeruch hat, sollte unbedingt einen Arzt aufsuchen, da die Ursachen oft wesentlich tiefer, wie z.B. in einer Magenerkrankung, liegen können.

Ungeschminkt schön – die Grundregeln der Lippenpflege

Die Haut der Lippen ist zart und empfindlich. Sie bildet den Übergang von der Gesichtshaut zu den Schleimhäuten des Mundes, hat nur eine sehr dünne Hornschicht und wenige Talgdrüsen. Besonders im Winter, bei Kälte, wird sie schnell rissig und spröde, da ihre Oberfläche praktisch fettfrei ist. Aber auch übermäßige Sonneneinstrahlung ist nicht ungefährlich, denn die Lippenhaut besitzt keine Eigenpigmentierung, welche vor den UV-Strahlen schützen könnte. Deshalb empfiehlt es sich, regelmäßig Lippenbalsam aufzutragen. Dieser ist als Creme oder in Form spezieller Lippenpflegestifte im Handel erhältlich. Bewährt hat sich bei trockener und rissiger Haut auch Honig. Streichen Sie damit ihre Lippen ein, und schlecken Sie ihn nach einiger Zeit wieder ab. So einfach und süß kann Körperpflege mitunter sein.
Die Tropfnase einer starken Erkältung führt leicht zu Hautreizungen im Bereich zwischen Nasenlöchern und Oberlippe. Schmerzhaften Rötungen kann ebenfalls durch das Auftragen einer milden Creme vorgebeugt werden. Auch

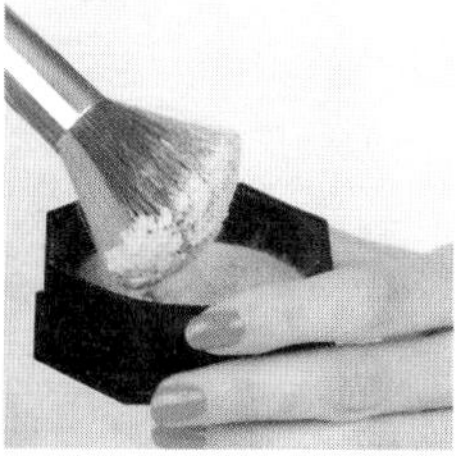

sollten nur weiche Taschentücher verwendet werden, die noch nicht von zu vielen Schnaubungen »angefeuchtet« und zerrollt sind

Wer als dunklerer Typ im Oberlippenbereich mit etwas stärkerer Behaarung – dem sogenannten Damenbart – zu kämpfen hat, dem stehen verschiedene Methoden zur Verfügung. Sie können die Haare mit einer Blondierungscreme bleichen oder mit einer Enthaarungscreme entfernen. In beiden Fällen muß unbedingt vor der eigentlichen Behandlung ein Klecks des entsprechenden Mittels auf die Beuge des Ellenbogens aufgetragen werden. Nur wenn es zu keinerlei Rötungen oder Juckreiz kommt, können Sie die Creme im Gesicht unbedenklich anwenden. Der Erfolg ist allerdings

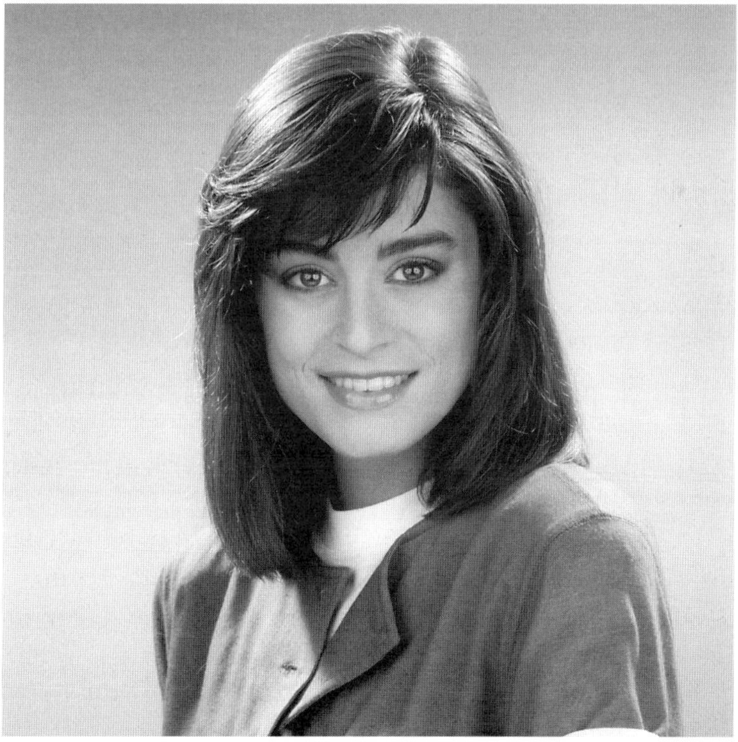

zeitlich begrenzt. Wer seine Härchen dauerhaft entfernt haben möchte, muß sie sich von einer Kosmetikerin epilieren lassen.
Bevor es nun darum geht, welche kosmetischen Möglichkeiten für den Mund existieren, sollten Sie sich noch einmal bewußtmachen, daß es kaum etwas Unschöneres gibt als herabgezogene Mundwinkel, besonders wenn man aus Gleichgültigkeit gegenüber der eigenen Mimik über Jahre mit so einem Gesichtsausdruck herumläuft. Betrachten Sie sich also häufiger im Spiegel, und kontrollieren Sie die Winkel ihrer Lippen. Auch wer ernst in die Welt blickt, kann dies durchaus mit dem zarten Anflug eines Lächeln, tun. Niemals sollten Sie es verlernen, aus vollem Herzen zu lachen und ihre Freude offen zu zeigen. Das ist gut für Ihre Seele und die Ihrer Mitmenschen und somit der Schönheit mehr als förderlich.

Make-up und Schminke für den Mund

Der perfekt geschminkte Mund ist ein kleines Kunstwerk für sich, und es bedarf schon einiger Übung, bis er einem so gerät, wie ihn sich Mann oder Frau in ihren kühnsten Träumen vorgestellt haben. Auch ist er ein fragiles und vergängliches Kunstwerk und nicht ganz problemlos im Gebrauch – läuft man doch ständig Gefahr, seine Umwelt mit roten Spuren zu verzieren. So empfiehlt es sich, es für den Alltag bei einem unspektakulären Grundprogramm bewenden zu lassen:

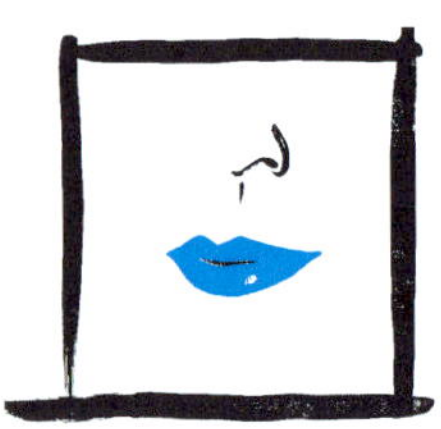

– Tagescreme und Teintgrundierung über das ganze Gesicht einschließlich der Lippen verteilen.
– Dann mit einem Konturenstift die Lippenkonturen nachziehen. Hier lassen sich auch einige Korrekturen vorneh-

men für den Fall, daß man mit der natürlichen Form nicht ganz zufrieden ist.

Kleine Tricks für den schönen Mund

Wer seinen Mund zu breit findet, sollte den Rand nicht bis zu den Mundwinkeln auszeichnen und eine möglichst dezente Farbe wählen.

Erscheinen Ihnen jedoch die Lippen zu schmal, dann sollten Sie über die natürlichen Konturen hinauszeichnen. Statt dessen heben Sie diese mit dem Konturenstift besonders hervor und verwenden eine möglichst helle und auffallende Farbe. Lipgloss verstärkt die erwünschte Wirkung noch. Allerdings müssen Sie in diesem Falle daran denken, daß sehr helle Farben eventuelle Verfärbungen der Zähne noch zusätzlich betonen.

Wem seine Ober- bzw. Unterlippe zu stark erscheint, der sollte diese Region jeweils mit einem hautfarbenen Camouflage-Konturenstift kaschieren und den Lippenstift nicht ganz bis zur Kontur auftragen. Solche Abdeckstifte gibt es in einer Art Doppeldecker: vorn eine hellere, hinten eine dunklere Nuance. Dagegen wird für die schmalere Lippe ein Stift in der gewünschten Farbe verwendet und hier die Farbe bis zum Rand oder darüber aufgetragen. Extrem haftbar bei übermalten Konturen sowie wisch- und wasserfest sind die »Permanent-Filzliner for the Lips«. Auch in diesem Falle verstärkt ein Tupfer Lipgloss den Effekt.

Wer als Raucher oder von Natur aus mit verfärbten Zähnen zu kämpfen hat, dem seien etwas dunklere Farben empfohlen, da diese so heller erscheinen.

– Nun werden die Lippen innerhalb dieser Linien bemalt. Besonders genau läßt es sich mit einem Pinsel arbeiten. Stülpen Sie dabei Ihre Lippen nicht zu weit nach außen, denn wenn diese zu sehr nach innen geschminkt werden,

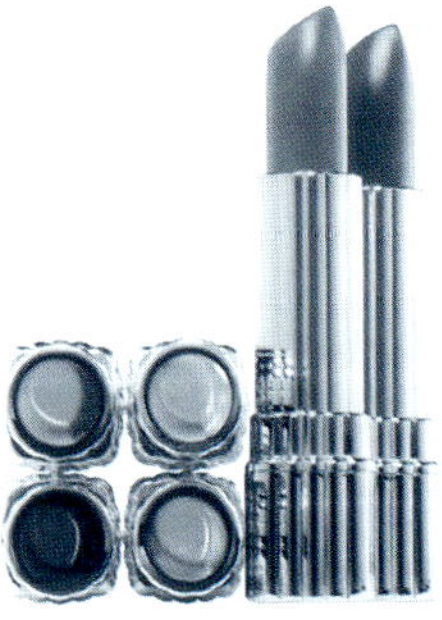

findet sich leicht ein Teil des Lippenstiftes auf den Zähnen wieder, womit alle beabsichtigte Wirkung verloren ginge.

– Drücken Sie nun Ihre Lippen auf ein sauberes Papiertaschentuch, so wird der Mund einigermaßen »kußfest«.

Gerade junge Frauen sollten sich überlegen, ob sie es nicht einfach beim Auftragen eines Transparentstiftes oder von ein wenig Lippenbalsam bewenden lassen. Diese enthalten mehr Fett als die üblichen Cremestifte und schützen so den Mund vor dem Austrocknen. Welche Farben Sie für welchen Anlaß verwenden, hängt neben ihrem Hauttyp, Ihrem Kleiderstil, den Licht- und Beleuchtungsverhältnissen, der jeweiligen Mode sicher auch von Ihren ganz persönlichen Vorlieben ab. Daß eine Spur dezenter in der Farbwahl oft »mehr« bringt, stimmt genauso wie die Tatsache, daß ein abendlicher Auftritt als Femme fatale mitunter äußerst befriedigend sein kann. Wer sich überhaupt nicht entscheiden kann – schließlich bietet der Markt unzählige Töne – der sollte es mit einer Farbberatung versuchen. Die ist auf jeden Fall ein Muß für diejenige Frau, die sich für ein sogenanntes Permanent-Make-up entschieden hat. Dabei werden Augenbrauen, Lippenkonturen und Lidstrich für die Dauer von zwei bis fünf Jahren nachgezeichnet. Dies geschieht – der Tätowierung vergleichbar –, indem man mit einer Nadel Farbpigmente in die Haut einlagert. Allerdings in diesem Falle nur in der zweiten Schicht der Oberhaut. Diese Methode ist nicht unumstritten, weil nur eine geringe Zahl an Fachleuten sie wirklich richtig beherrscht, so daß es in den letzten Jahren hin und wieder zu spektakulären »Verzeichnungen« gekommen ist, die langwierige und kostspielige Nachkorrekturen erfordern. Wer trotzdem daran interessiert ist, sei es, um Korrekturen am Aussehen vornehmen zu lassen, oder um sich den Streß des täglichen Schminkens zu ersparen, ohne dabei auf das Gefühl des Geschminktsein zu verzichten, dem sei geraten, sich vorher ausgiebigst zu informieren.

Pro und kontra: Permanent-Make-up

Seit einiger Zeit ist in Schönheitskreisen das Permanent-Make-up, eine Art kosmetischer Tätowierung, die Frauen das zeitaufwendige Schminken ersparen soll, ins Gerede gekommen. Im Gegensatz zu Tätowierungen werden bei dieser Methode pflanzliche und mineralischen Farbpigmente nur in die obere Hautschicht eingebracht. Dabei läßt sich aus einigen Grundfarben fast jeder gewünschte Farbton in die Haut zeichnen. Blondinen brauchen z.B. viel weichere Nuancen als dunkelhaarige Frauen. Und hier beginnt die eigentliche Kunst dieser raffinierten Methode. Aber keine Sorge, wenn es anfänglich etwas dunkler geraten ist, denn nach zwei Wochen verblaßt die Farbe etwas und muß unter Umständen nachgearbeitet werden.
Um sich vor unangenehmen Überraschungen zu schützen, prüfen Sie vor Beginn der Behandlung, was Ihnen an Leistung angeboten wird. Eine einfache Telefonauskunft mit Preisanfrage ist als Vorabinformation zuwenig. Verabreden Sie einen persönlichen Termin, und fragen Sie dabei folgendes:

- Ist die- oder derjenige kosmetisch ausgebildet und besitzt eine Zusatzausbildung in Permanent-Make-up?
- Fragen Sie nach langjährigen Erfahrungen in dieser Methode, und lassen Sie sich Fotos von Arbeitsproben vorlegen.
- Achten Sie auf die hygienischen Zustände in den Räumen: Handschuhe, Desinfektionsmittel, Einwegnadeln, Sterilisationsgeräte, allgemeine Sauberkeit.

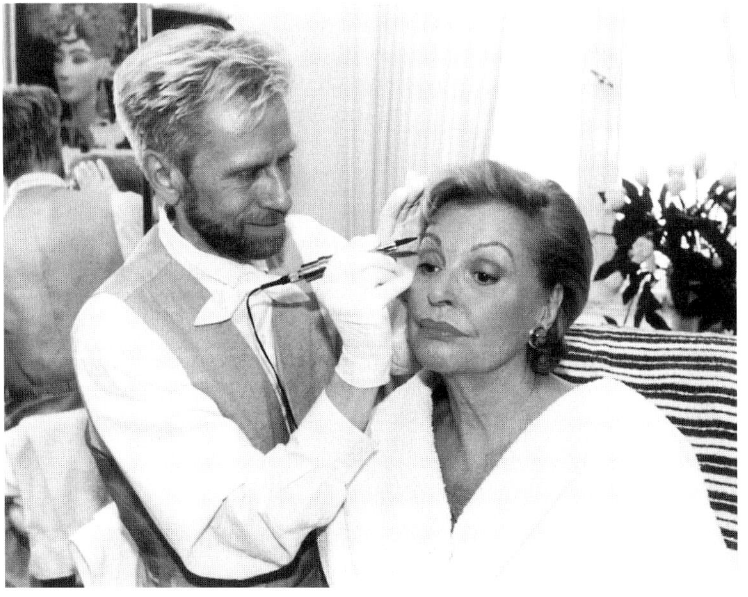

Schauspielerin Nadja Tiller schwört auf Permanent-Make-up. René Koch beim Implantieren von Farbpigmenten in die Augenbrauenregion.

- Wie sind die Behandlungszimmer ausgeleuchtet: Tageslicht, Lupenleuchte, Strahler.
- Lassen Sie einen »Probestich« bei sich durchführen, um allergische Reaktionen ausschließen zu können.
- Fragen Sie nach den Gesamtkosten und ob eventuelle Nacharbeiten kostenfrei sind.
- Wenn Sie sich liften lassen wollen, verschieben Sie das Permanent-Make-up auf die Zeit danach.
- Bei Lippenkonturen und Augenbrauen sollten Sie sich die neue Form zum »Probetragen« erst einmal mit Spezialfilzstiften vorzeichnen lassen und in den nächsten zwei Tagen diese neuen Konturen in Ruhe zu Hause betrachten. Einige Institute bieten dafür auch eine Computersimulation, so daß Sie auf dem Bildschirm vorher sehen können, wie Sie nachher aussehen werden.

Haben Sie gegebenenfalls den Mut, »nein« zu sagen.

Mit dem Laser gegen Narben, Feuermale und Falten

Die Geschichte der Lasertherapie begann vor 30 Jahren. Heute hat diese Methode ihren festen Platz in der dermatologischen Praxis und bietet mit den Lasern der zweiten Generation hervorragende Möglichkeiten gerade auch in der ästhetischen Medizin. Die Laser der ersten Generation hinterließen noch vielfach Narben, was ihre Einsatzmöglichkeiten begrenzte. Die neuen Laser hingegen ermöglichen die Behandlung von zahlreichen Hautveränderungen, ohne daß eine Narbenbildung zu befürchten ist.
Möglich wurde das durch die Verwendung von Laserstrahlen gewebsspezifischer Wellenlängen im ultravioletten, sichtbaren und infraroten Spektrum und in kurz gepulster Form, d. h. im Mikro- und Nanosekundenbereich.
Alle Arten von **Teleangiektasien** wie erweiterte Äderchen, Spinnenmal u.a. lassen sich mit dem gepulsten Farbstofflaser erfolgreich und mit einem minimierten Narbenrisiko behandeln. Demgegenüber birgt die noch oft angewandte Elektrokoagulation weitaus häufiger die Gefahr, daß sich im Anschluß an die Behandlung weißliche Narben bilden.
Blutschwämme sind gutartige Gefäßgeschwülste, die schon bald nach der Geburt auftreten und rasch wachsen. Nicht alle bilden sich im Laufe der Jahre von selbst zurück. Heutzutage werden Blutschwämme schon im Säuglings- und Kleinkindalter behandelt, um negative psychosoziale Folgen für das Kind zu vermeiden. Der Laser ist hier die Therapie der Wahl, denn die ebenfalls im Frühstadium der Hämangiome

Laser: Light Amplitude Stimulate Emission Radiation
Ein Laser sendet stark gebündeltes Licht einer jeweils genau definierten Wellenlänge aus. Dieses Licht dringt unterschiedlich tief in die Haut ein und wird dort von ganz bestimmten Strukturen wie Hämoglobin, Melanin und Wasser absorbiert.
Die Laser der ersten Generation – die sog. Dauerstrichlaser – geben lange Impulse ab, was zur Bildung von Narben führen kann. Die Laser der zweiten Generation dagegen erzeugen kurze Lichtblitze großer Intensität für die Dauer von Mikro- und Nanosekunden. Dadurch wirkt ein solcher Laser nur im Zielgebiet und erwärmt und schädigt das umgebende Gewebe nicht.

Lasertypen für dermatologische Behandlungen

- Gepulster Farbstofflaser (Wellenlänge 585 nm): für die Behandlung gefäßbedingter (vaskulärer) Hautveränderungen.
- Gütegeschaltete Festkörperlaser (Rubin [694 nm]-, Alexandrit [755 nm]- und Nd-YAG-Laser [1064 nm]) für pigmentierte Hautveränderungen.
- Kurz gepulste Laser) im Infrarotspektrum (CO_2 [10600 nm]-, bzw. Er-YAG [2940 nm]-Laser) für die Behandlung von gutartigen Hauttumoren, Narben und Falten.

Hautveränderungen, die mit Laser behandelt werden können (Auswahl)

Gefäßbedingte Hautveränderungen

- Kapillare Gefäßerweiterungen (Teleangiektasien)
- Blutschwämme (Hämangiome)
- Rosacea (Couperose)
- Feuermale (Naevus flammeus)

Pigmentierte Hautveränderungen

- Tätowierungen
- Permanent-Make-up
- melaninhaltige Hyperpigmentierungen, Altersflecken

Sonstige Hautveränderungen

- Narben, Aknenarben
- Wulstnarben (Keloide)
- knötchenförmige Fettablagerungen an den Augenlidern (Xanthelasmen)
- Gesichtsfältchen

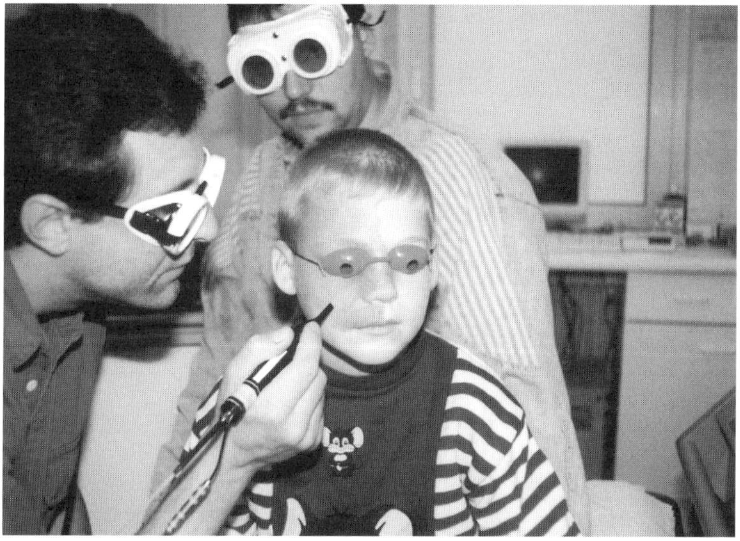

Dr. Tiel beim Behandeln eines Feuermals mit dem Laser.

mit Erfolg eingesetzte Kryochirurgie ist schmerzhaft und birgt die Gefahr, daß sich an den behandelten Hautarealen dauerhafte Pigmentveränderungen bilden.
Der gepulste Farbstofflaser wird bei flacheren Hämangiomen eingesetzt. Zur Behandlung der tiefen Blutschwämme ist er nicht geeignet. Hier bedarf es eines Nd-YAG-Lasers.
Auch **Feuermale** werden schon frühzeitig mit dem Laser behandelt, um den betroffenen Kindern Hänseleien zu ersparen und ihre psychosoziale Entwicklung nicht zu gefährden. Außerdem ist im Säuglingsalter die zu behandelnde Fläche noch sehr klein und von hellroter Farbe, was den Behandlungsaufwand gering hält. Mit zunehmendem Alter werden Feuermale dunkler, größer und knotig.
In der Regel sind bis zu neun Wiederholungsbehandlungen der gleichen Stelle eines Naevus flammeus nötig, um es aufzuhellen. Dabei treten unter der Behandlung Blutergüsse (Hämatome) auf, die sich bald wieder zurückbilden. Bei etwa fünf Prozent der Betroffenen bleiben Pigmentstörungen bestehen.

Pigmenteinlagerungen jeglicher Art wurden bislang vorwiegend mit CO_2-Lasern, Argonlasern, Dermabrasion oder kryochirurgisch behandelt. Meist bildeten sich jedoch im Anschluß an die Therapie Narben. Erst mit dem Einsatz des gepulsten Lasers wurde die narbenfreie Behandlung möglich. Diese Laser arbeiten im Nanosekundenbereich mit Impulsen hoher Energie.

Das Gerät der Wahl ist der gütegeschaltete Rubinlaser – mit sehr guten Anwendungsergebnissen. Daneben werden noch eingesetzt: der gütegeschaltete Nd-YAG-Laser und der gütegeschaltete Alexandritlaser. Beide besitzen ein ähnliches Einsatzspektrum, eine vergleichbare Wirkung und können bei einigen Tätowierungsfarbstoffen den Rubinlaser ergänzen.

Tätowierungen wurden schon vor 30 Jahren mit einem Rubinlaser behandelt. Aber erst der gütegeschaltete Rubinlaser brachte den Durchbruch. Mit ihm werden alle Pigmente von Tätowierungen – seien sie von »Meisterhand« oder von Laien gefertigt – entfernt; und zwar narbenfrei und ziemlich vollständig. Die Farbpartikel der Tätowierung werden in kleinste Bestandteile zertrümmert und über das Blut- und Lymphsystem aus dem Körper eliminiert.

Während der Behandlung können kleine Blutungen und Einrisse der Epidermis auftreten, aber auch nachfolgende Blasen und Krusten lassen keine Narben entstehen. Ein Behandlungserfolg wird nach etwa vier Wochen sichtbar. Auftretende Hypopigmentierungen verschwinden innerhalb von sechs Monaten wieder.

Profitätowierungen besitzen in aller Regel eine größere Pigmentdichte als Laientätowierungen, die ihrerseits aber in tieferen Hautschichten liegen. Deshalb benötigt man für erstere auch ungefähr zwölf Wiederholungsbehandlungen. Trotzdem können in einigen Fällen Pigmentreste zurückbleiben.

Das Beseitigen von **Permanent-Make-up** mittels Laser ist besonders schwierig, da bestimmte eisenhaltige Pigmente oxydieren, was zu einem Farbumschlag führen kann. Damit aus einem roten Lippenrand keine schwarze Umrahmung wird, empfehlen erfahrene Dermatologen eine »Probebehandlung«. In den meisten Fällen habe ich perfekte Resultate gesehen. Verzeichnete Permanentlinien an Brauen, Lidern oder Lippen waren somit wieder restlos verschwunden. Kosmetisch störende **Operationsnarben** lassen sich mit dem gepulsten Farbstofflaser aufhellen und dem umgebenden Hautton anpassen; entfernen lassen sie sich damit aber nicht. Dazu bedarf es einer Kombinationstherapie: Mit einem CO_2-Laser, Kryotherapie oder einer Injektion von Kortikosteroiden kombiniert mit einer Behandlung mit dem gepulsten Farbstofflaser kann man das Narbengewebe abtragen. Für die Behandlung von **Falten** verwendet man gepulste CO_2-Laser. Das sogenannte **Skin Resurfacing**, bei dem elastisch verdickte Falten um Mund und Augen abgetragen werden, hat gegenüber der Dermabrasio oder dem chemischen Peeling den Vorteil, daß man die Falten sehr exakt abtragen kann.

Mögliche Nebenwirkungen des Skin Resurfacings
- schmerzhafte Krustenbildung
- monatelange Rötung
- überschießende Pigmentierung
- Narben

Die Behandlung wird unter Lokalanästhesie (örtliche Betäubung) durchgeführt. Im Anschluß daran wird für ein bis zwei Stunden Eis auf die Stelle gelegt. Ein Nachteil ist, daß sich nach der Behandlung für etwa zwei Wochen auf der anfangs nässenden Wunde Krusten bilden. Nachbehandelt wird mit

einer Antibiotikacreme. Auch bleibt die behandelte Region während der nächsten zwei bis sechs Monate stark gerötet. Eine Hauterscheinung, die sich mit Camouflage gut kaschieren läßt. Mehr ins Gewicht fällt da schon, daß bei dieser Behandlungsmethode das Risiko besteht, Narben zu bilden oder eine starke Pigmentierung der betreffenden Hautstellen hervorzurufen.
Andererseits reduziert eine komplikationslose Therapie die Faltentiefe um ca. 50 Prozent. Ob die Behandlung von Erfolg gekrönt war, ist frühestens nach drei Monaten zu erkennen.
Langzeiterfahrungen mit dem Skin Resurfacing gibt es noch nicht, so daß niemand sagen kann, wie lange dieser Effekt anhält und ob sich diese Methode auch an Händen und Armen und am Hals anwenden läßt. Das bedeutet, zum Entfernen von Hängebäckchen, schlaffen Hautpartien und Mimikfalten muß »Frau« nach wie vor unter das chirurgische Messer, wenn auch seit kurzem Minischnitte möglich sind. Die sanften Methoden haben zwar nicht ganz so ausgeprägte Wirkungen, sind aber dafür im wahrsten Sinne des Wortes auch nicht so »einschneidend« wie z.B. das Ruhigstellen der mimischen Falten durch spezielle Beauty-Pflaster oder das handliche Mini-Bügeleisen mit erstaunlichem Resultat: Vor dem Ausgehen Gesicht und Hals 15 Minuten »bügeln«, und die Haut strahlt. Optisch lassen sich tiefe Mimikfalten für einen Abend auch mit einem hellen Camouflage-Stift mildern, indem die tiefen Falten damit aufgehellt werden.

Laser und Camouflage

Absolutes Sonnen- und Solarienverbot heißt es während und nach einer Laserbehandlung. Das Mittel der Wahl, die aufgetretene Rötung abzudecken und die Haut vor UV-Strahlung zu schützen, ist die Camouflage. Bei starker Rötung erst den grünen Neutralizer auftragen, dann den Hautton darüber. Fixierspray mit Sonnenschutzfaktor aufsprühen.

Sanft entfernt wird diese Camouflage mit Cleansing Cream auf Watte. Keine Papiertücher verwenden, denn diese könnten die noch zarte Haut reizen.

Fragen aus der kosmetischen Praxis zur Camouflage an Kopf und Kragen

Können auch Lippenbläschen mit einer Camouflage abgedeckt werden?

Nicht ohne weiteres. Die sogenannten Lippenbläschen werden verursacht durch den Herpes-simplex-Virus Typ 1; daher auch der Name für diese Hautkrankheit: Herpes simplex. Übertragen wird der Virus durch Tröpfchen- und Schmierinfektion. Diese Infektion erfolgt zumeist im frühen Kindesalter, und 60 Prozent der Infizierten tragen danach lebenslang die Viren in sich. Sie liegen in der Haut oder im Nervengewebe förmlich auf der Lauer. Unter Streß – das können sein: Erkältungskrankheiten, Sonnenbrand, Menstruation, übermäßige physische, aber auch psychische Belastungen – treten bei etwa einem Prozent der Betroffenen die Herpesbläschen immer wieder auf. Sie kündigen sich mit Kribbeln und Jucken an, eine Stelle des Lippenrandes schwillt an, und es bildet sich das häßliche Bläschen.

Zur Behandlung setzt man Medikamente ein, die die Ver-

mehrung der Viren hemmen sollen (Virostatika, z.B. Aciclovir). Schon beim ersten Anzeichen – Jucken und Kribbeln – wird die Creme mehrmals täglich aufgetragen, um das Aufschießen der Bläschen zu verhindern. Sind sie aber doch erschienen, sollten sie erst nach dem Abfallen der Krusten überschminkt werden.
Für ganz wichtig halte ich dabei, daß der Pinsel, mit dem die kleine Stelle betupft wurde, anschließend mit medizinischem Alkohol desinfiziert wird.

Ich habe mehrmals im Jahr starken Schnupfen und dabei immer eine rote Nase. Kann ich diese unter einer Camouflage verstecken?
Die Camouflage ist geradezu ideal dafür. Mit ihr kann man die rote Clownsnase nicht nur wunderbar abdecken, sondern auch gleichzeitig noch schützen und pflegen. Dafür sorgen die Inhaltsstoffe einer qualitativ hochwertigen Camouflage: natürliche Wachse wie z.B. Bienenwachs, Paraffine, Fettalkohole, Vaseline, überfetteter Haftpuder u.a.
Wenn Sie die Camouflage aufgetragen haben, sollten Sie anschließend Fixierpuder aufbringen. Denn sonst laufen Sie Gefahr, daß beim vielen Schneuzen die Schminke abwischt, was auch die in der Werbung so vielgepriesenen samtweichen, doppellagigen Papiertücher nicht vermeiden können.

Was ist das schwierigste an der Camouflage?
Den richtigen Farbton zu finden, ist in diesem Tarnmanöver wahrscheinlich für viele die Hauptschwierigkeit. Oft müssen bei Tageslicht mehrere Nuancen getestet werden. Nehmen Sie dazu professionelle Hilfe in Anspruch.

Da ich kaum natürliche Augenbrauen habe, male ich mir diese immer nach. Aber beim Schwimmen oder auch über-

haupt beim Sport verschwinden sie immer sehr bald. Wie kann ich das verhindern?

Hier wäre das neuerdings immer populärer werdende Permanent-Make-up genau das richtige. Dabei wird mit einem Pigmentiergerät die Farbe in die oberen Hautschichten implantiert. Neuerdings gibt es feinste Nadeln, mit denen sich einzelne Härchen gezeichnet einbringen lassen. Sie sollten darauf achten, daß nur Pflanzenfarben verwendet werden. Im Unterschied zu Tätowierfarben lösen sie keine Allergien aus und verändern ihren Farbton nicht. Pflanzenfarben sind auch untereinander mischbar und in unterschiedlicher Intensität applizierbar. So findet sich für jeden Hauttyp und jede Haarfarbe der passende Ton.

Zwei Wochen lang sind danach Sauna, Solarium oder Schwimmbad tabu.

Das Permanent-Make-up hält zwei bis fünf Jahre. Die natürliche Hauterneuerung führt in dieser Zeit zu einem Abschwächen der Pigmentierung. Dann kann das Make-up, dem neuen Modetrend entsprechend, wieder aufgefrischt werden.

Was kann ich gegen meine schwunglosen und geraden Wimpern tun?

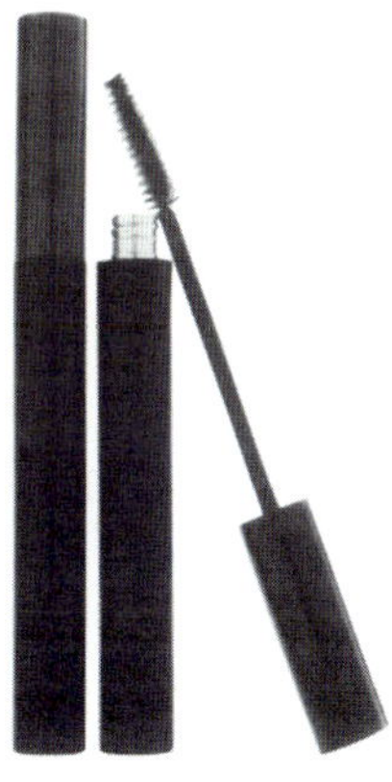

Ganz einfach: Lassen Sie sich eine Wimperndauerwelle machen. Ja, Sie haben richtig gelesen! Neuerdings gibt es nämlich eine permanente Biegung für gerade Wimpern. Diese werden dabei mit Hilfe eines Spezialklebers auf winzige Papilotten nach oben gewickelt. Anschließend wird – wie bei der Haardauerwelle – die Dauerwell-Flüssigkeit aufgetragen. Nach etwa 15 Minuten folgt die Fixierung. Keine Angst, die Konsistenzen sind in Gel-Form, so daß nichts ins Auge gehen kann. Das Ganze hält ca. zwei Monate.

Hals und Dekolleté – die verräterischen Zonen

Problemzonen Hals und Schultern

Gut beraten ist, wer seine tägliche Hautpflege nicht auf das Gesicht beschränkt, sondern Hals, Schultern und Dekolleté einbezieht. Ansonsten kann es leicht geschehen, daß Sie im Gesicht noch jung und faltenfrei wirken, Hals und Dekolleté Sie aber »alt« aussehen lassen. Die Haut am Hals ist dünner als die Gesichtshaut und besitzt weniger Talgdrüsen. Das macht sie sehr empfindlich und trocken. Vorzeitige Faltenbildung ist ein Zeichen übermäßiger Belastung der Haut: durch zuviel Sonnenbäder, radikale Abmagerungskuren oder falsche Pflege. Und weil es nicht jedermanns bzw. jederfrau Sache sein kann, die Halsfalten durch ein »Lifting« zu glätten, fängt man/frau besser beizeiten mit der Pflege an:

– Lassen Sie die Gesichtspflege nicht am Kinn enden, sondern reinigen Sie auch die Halsregion mit den Mitteln, die Sie für Ihr Gesicht verwenden.
– Gepflegt wird ebenfalls mit der Gesichtscreme. Sie sollte leicht einziehen, damit man sie nicht erst hautzerrend einmassieren muß. Im Alter von 40 Jahren, spätestens ab 50, ist eine spezielle Halscreme empfehlenswert. Massageeffekte nur mit einem Noppenroller hervorrufen, der durch seinen leichten Druck die Blutzirkulation anregt.
– Wechselduschen – wie für den Busen beschrieben – trainieren die Haut der Halsregion.
– Wöchentlich einen Ölwickel oder eine Maske auf den Hals auftragen. Letztere ist schnell aus gleichen Teilen Honig und Weizenkeimöl, verrührt mit Eigelb, bereitet. Dick auftragen und etwa 30 Minuten einwirken lassen.

Der Busen

Die heute berühmtesten Dekolletés trugen die Damen am Hofe des Sonnenkönigs Ludwig der XIV. Hals, Schultern und Busen boten sich unverhüllt den Blicken des sinnenfreudigen Königs und seiner Begleiter dar. Und seine Mätressen taten alles, um ihre Brüste straff und glatthäutig zu halten. Zu diesem Zwecke wurde ein Waschwasser aus Rosenwasser, Essig, Kampfer und Tutia bereitet. Als Umschlagmasse verwendeten sie ein Gemisch aus Lithargyrum, Eiweiß, Galläpfeln, Mastix und Weihrauch – angerührt mit warmem Essig. Und als Salbe diente mit Cerussa und Marmora angeriebenes Myrtenöl.

Aber das älteste bekannte Dekolleté stammt von der kretischen Schlangengöttin aus dem frühen 16. Jahrhundert vor unserer Zeit. Eine sich heute im Museum von Iraklion befindende kleine Statue zeigt die Göttin mit völlig entblößten, runden und straffen Brüsten, in jeder Hand eine Schlange.

In den folgenden Jahrhunderten bestimmte der Zeitgeist die Mode, entwickelte jede Epoche ihre eigenen ästhetischen Ideale. So trugen im Burgund des 15. Jahrhunderts unserer Zeit die Damen der Gesellschaft lange Schleppen, Schnabelschuhe und die uns so wunderlich anmutenden hohen Kegel auf den Köpfen – aber dazu auch tiefe Dekolletés und Rükkenausschnitte.

Zu Zeiten der Renaissance in Italien (14.-16. Jh. u. Z.) betonte man gar den Busen, indem man aus dem Miederteil des Gewandes zwei kreisrunde Löcher ausschnitt und diese mit einem durchsichtigen Stoff bedeckte. Um dem Ganzen Halt zu geben, wurde das Korsett erfunden!

Die Spanier dagegen waren im 16. und 17. Jahrhundert besonders prüde: Nur hochgeschlossen durften sich die Damen zeigen, den Hals von Schärpen verdeckt.

Das älteste uns bekannte Dekolleté – die Schlangengöttin auf Kreta

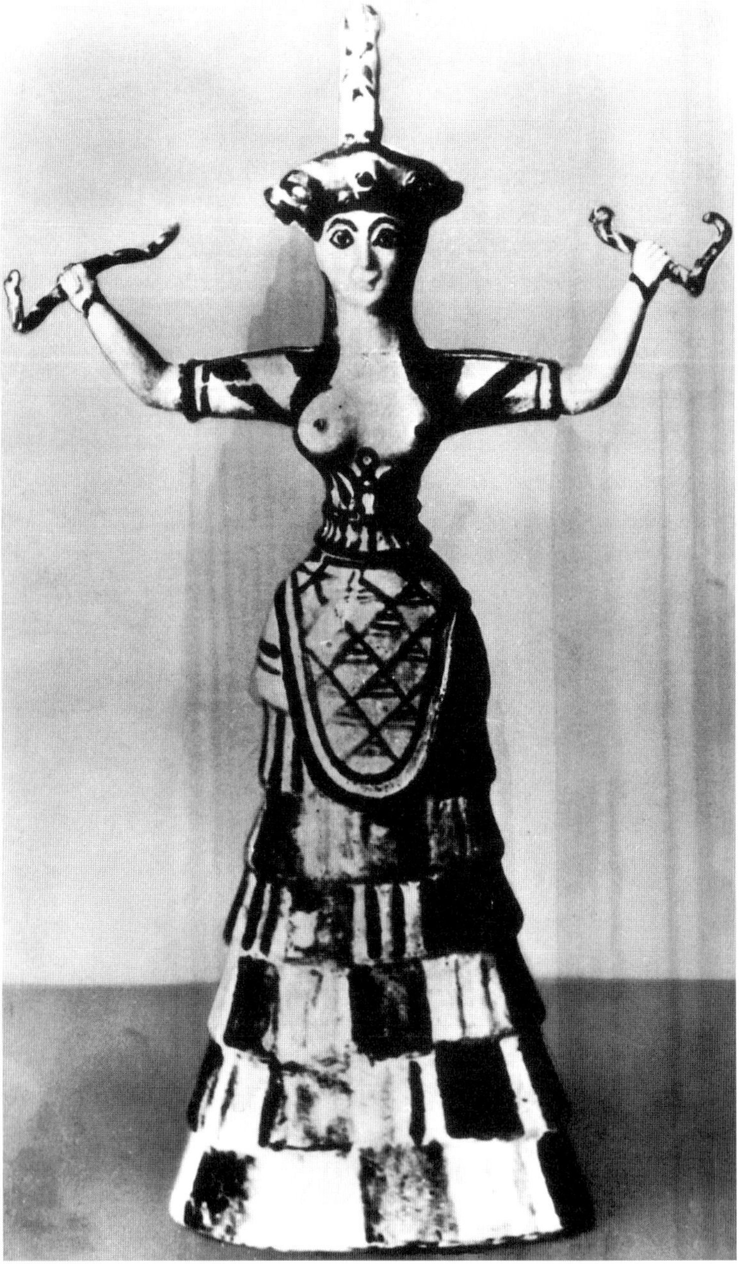

Im galanten Rokoko, dem Zeitalter der Erotik, kannte die Mode keine Zurückhaltung mehr. Wespentaillen, riesige Reifröcke und überdimensionierte Dekolletés, die nur von hauchdünnen weißen Tüchern verhüllt wurden, waren bei Hofe Alltagstracht. Hinzu kamen hohe gepuderte Perücken und viel, viel Schminke...

Die Frauen unseres Kulturkreises sind heute freier, je nach Anlaß, Lust und Laune die Größe ihres Dekolletés selbst zu bestimmen. Mode ist, was gefällt. Aber egal, ob der Busen groß oder klein ist, das Dekolleté mehr oder weniger enthüllen soll, jede Frau möchte ihren Busen glatt und faltenlos präsentieren.

Größe und Form der Brust sind anlagebedingt und – außer durch plastische Chirurgie – nur wenig zu beeinflussen. Die weibliche Brust besteht hauptsächlich aus Drüsen- und Fettgewebe, eingebettet in Bindegewebe. Keine Muskeln, Bänder oder Sehnen halten sie. Einzige »Aufhängung« sind zarte Bindegewebsstränge, die zum großen Brustmuskel führen. Trotzdem lassen sich einige Regeln aufstellen, deren Einhaltung einem strafferen Busen förderlich sind.

– Achten Sie auf eine aufrechte Haltung beim Stehen, Gehen und Sitzen.
– Tragen Sie nur gut sitzende Büstenhalter, die die Brust leicht stützen, aber nicht einschnüren.
– Verzichten Sie auf Sonnenbäder »oben ohne«, denn die UV-Strahlung läßt die Haut schneller altern.
– Gönnen Sie Ihrem Busen ganz leichte Massagen mit sehr weichen Trockenbürsten.
– Duschen Sie Ihre Brüste abwechselnd mit warmem und kaltem Wasser. Oder legen Sie Wechselkompressen auf: Je eine Schüssel mit heißem und mit kaltem Wasser füllen, Zitronensaft oder Meersalz zufügen. Abwechselnd Tücher eintauchen und auf die Brüste legen.

Ein Jahrhundertzitat: »Eine schöne Frau fürchtet den Tod nicht so sehr wie den Verlust der Schönheit und Jugend.« (Marquise de Pompadour in einem Brief an die Gräfin Bashie)

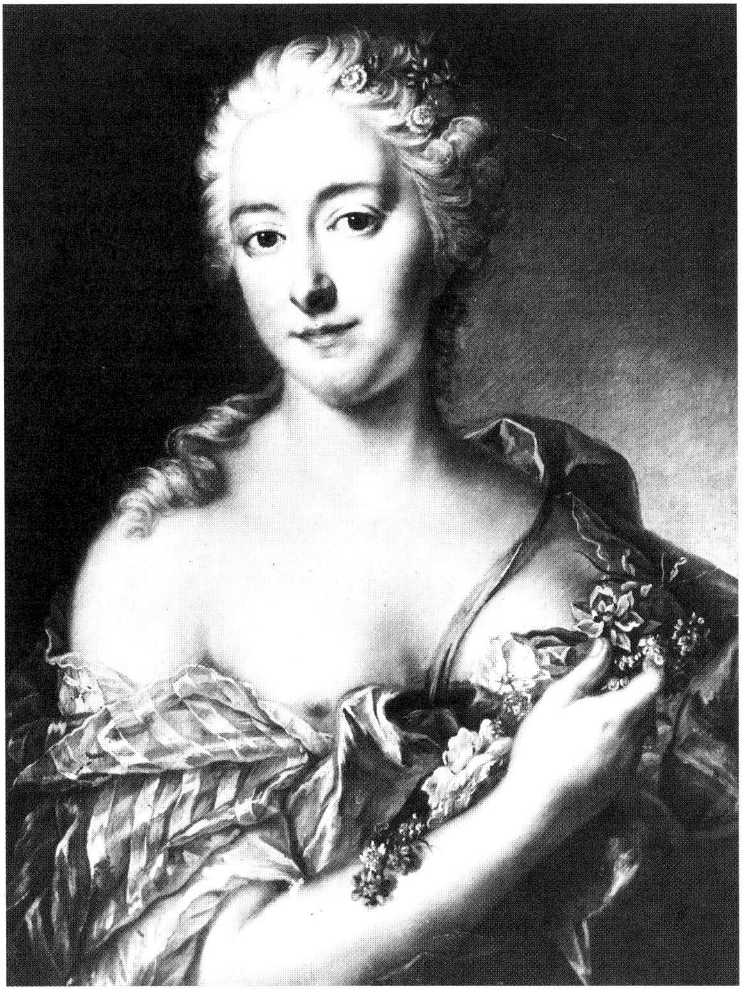

– Gehen Sie regelmäßig schwimmen, denn Schwimmen in kaltem Wasser kräftigt das Bindegewebe.
– Zur Pflege der Brust sollten Sie nach dem Duschen oder nach den Kompressen Rosmarinöl oder Kräutermassageöl mit Efeuextrakten auftragen.

Als kosmetische Mittel zur Hautpflege des Busens eignen

sich alle Produkte, die die Durchblutung anregen, der Haut Feuchtigkeit verleihen und sie nähren.

Sonnenschutzmittel – nicht nur im Urlaub

Hautreaktionen auf Sonnenbestrahlung sind in den letzten Jahren immer häufiger geworden. Wahrscheinlich werden gewisse Stoffwechselprodukte durch das langwellige UVA-Licht verändert. Der Körper reagiert darauf am Dekolleté mit rötenden und juckenden Flecken und Papeln. Beobachtet werden solche Erscheinungen auch in Verbindung mit Kosmetika und Sonnenlicht. Vorbeugen läßt sich nur mit Lichtschutz: in Form von Lichtblockern und indem man die Haut mit Kleidung bedeckt.

Verräterische Knitterfalten im Dekolleté, die das Alter der Trägerin unbarmherzig verraten, können Sie auch vermeiden, wenn Sie auf einen ausreichenden Lichtschutz achten. Das mag erst einmal verwirrend klingen, benutzen doch die meisten Menschen Sonnenschutzmittel nur im Urlaub am Meer oder im Hochgebirge. Aber die uns vor der Strahlung aus dem Weltraum schützende Ozonhülle der Erde ist mittlerweile auch über der nördlichen Halbkugel so ausgedünnt, daß die ultravioletten Strahlen der Sonne (UV-Strahlung) mit weitaus größerer Intensität als noch vor 15 Jahren auf uns einwirken. Die Dermatologen weisen bereits seit längerem darauf hin, daß ein Zuviel an Sonnenstrahlen die Haut krank macht und sie natürlich auch schneller altern läßt. Die UVB-Strahlung führt zum Sonnenbrand und – bei ständiger Überforderung der Haut – in späteren Jahren zur Falten- und Knötchenbildung, Pigmentanhäufung oder zu Verhornungsstörungen bis hin zum Hautkrebs. Die Schäden, die ein Sonnenbrand an den Zellkernen anrichtet, werden normalerweise durch Enzyme wieder repariert. Aber bei ständiger intensiver Bestrahlung mit UV-Licht – sei es durch die Sonne oder durch Sonnenbänke in Solarien – versagt dieser Reparaturmechanismus eines Tages. Die Lichtschäden der Haut addieren sich, und die Haut wird stark faltig.

Da die UV-Strahlung uns auch durch die Wolken erreicht, empfehlen viele Dermatologen bereits einen ganzjährigen täglichen Lichtschutz. Das können die schon aus dem Urlaub bekannten Sonnenschutzmittel mit einem Lichtschutzfaktor ab SF 10 (und aufwärts) sein; besser aber sind eine Tagescreme oder ein Make-up, die einen Lichtschutzfilter enthalten.

Die Camouflage, die sich auch zur Abdeckung kosmetisch störender Hauterscheinungen am Dekolleté sehr gut eignet, besitzt ebenfalls einen Lichtschutzfilter.

Wichtig ist, daß Sie sich vor UVA- und UVB-Strahlung schützen; gerade erstere schädigt die Collagenschicht in der Tiefe der Haut.

Lichtschutz von außen

Leichte baumwollene Kleidung für den Strand
Sonnenhüte, Sonnenbrille
Sonnenschutzmittel mit hohem Lichtschutzfaktor
Tagescreme mit Lichtschutzfilter
Make-up mit Lichtschutzfilter
Camouflage mit Lichtschutzfilter

Lichtschutz von innen

Wissenschaftliche Studien haben überzeugend belegt, daß die Einnahme von Beta-Carotin einen guten Schutz vor UV-Strahlung bietet. Es reichert sich im Gewebe an und verteilt sich gleichmäßig in der Haut. Hinzu kommt seine ausgezeichnete Verträglichkeit. Dermatologen verordnen Beta-Carotin wegen seiner Sonnenschutzwirkung bei:

– Photodermatosen
– Einnahme phototoxischer Medikamente und
– zur Vorbeugung UV-bedingter Hautschäden.

Da der Lichtschutz in unser aller Leben in der Zukunft eine so wichtige Rolle spielen wird, ist am Tage statt des Enthüllens das Verhüllen angezeigt. Aber für den großen Auftritt am Abend kann man schon Dekolleté tragen, aber ein makelloses – die Camouflage macht es möglich.

Und so camouflieren Sie richtig:

1. Die Haut mit alkoholfreier Kräuterlotion oder Tonic vorbereiten.
2. Fettfreie Feuchtigkeitsemulsion auftragen und etwa fünf Minuten einziehen lassen.
3. Mit Fingerkuppe, Pinsel oder Schwämmchen die Camouflage-Creme auf die betreffenden Hautpartien aufrollen oder -streichen. Nicht einmassieren.
4. Mit der Quaste Fixierpuder aufstäuben. Zwei bis drei Minuten warten, dann mit der Puderbürste leicht ausfegen.
5. Am Körper, besonders beim Schwimmen, sollte Fixierspray verwendet werden.
6. Wegen der guten Haftung muß die Camouflage mit Spezial-Abschminke entfernt werden. Camouflage-Reinigungscreme oder -milch eignen sich am besten dafür.
7. Nach der Reinigung nicht vergessen, den natürlichen pH-Wert der Haut mit Gesichtswasser wiederherzustellen.
8. Bei regelmäßiger Anwendung der Camouflage rate ich, wenigstens zweimal pro Woche eine tiefenentschlackende Gesichtsmaske (Masque Vitalité)oder ein Peeling anzuwenden. Damit werden verhornte Hautschüppchen gelöst und das gesamte Hautrelief erscheint feinporiger, glatter und frischer. Übrigens kann die Maske selbst auf die ganz empfindlichen Hautpartien nahe der Augen aufgetragen werden.

Erkrankungen der Brust

Zu den folgenreichsten Erkrankungen der Brust, die die betroffenen Frauen schwer belasten, gehört der Brustkrebs. Die meist unerwartete Diagnose wirft die ganze Lebensplanung durcheinander und bedeutet zuerst einmal Angst. Angst vor der Operation und dem Leben danach. Die Aufklärung über diese Erkrankung beschäftigt sich zumeist mit der Forschung und der Vorsorge. Aber wer erkrankt ist, fühlt sich oft mit seinen seelischen Nöten allein gelassen, findet selten Gesprächspartner, mit denen er – oder besser sie – über das eigene Betroffensein, die Gedanken und Gefühle reden kann. Glück haben die Frauen, die den Weg in Psychotherapiegruppen der Schicksalsgefährtinnen finden. Hier finden sie den Ort und die Menschen, Gedanken und Gefühle auszutauschen, Fragen zu stellen und Antworten zu erhalten, Geborgenheit zu erleben. Das hilft, Haltungen zu dieser Krankheit aufzubauen und Ansprüche an »das Leben danach« zu artikulieren. Da müssen Traurigkeit und das Gefühl des Ausgeliefertseins aufgearbeitet werden, muß gelernt werden, über Krebs sprechen zu können.
Das Bemühen um ein neues Verhältnis zum eigenen Körper ist ein ständiger Kampf. Unterstützt werden kann er mit den Mitteln der modernen Medizin: Die kosmetische Chirurgie ermöglicht einen Wiederaufbau der Brust nach einer Brustamputation. Die danach verbleibenden Narben lassen sich mit einer Camouflage kaschieren. Ein neuer Brustwarzenhof kann eintätowiert werden und ermöglicht eine Farbangleichung an die gesunde Brust.
Sicher, das sind alles nur Hilfsmittel, mit dieser Krankheit leben zu können, aber ich habe es schon oft erlebt, wie wichtig diese Hilfen für die betroffenen Frauen waren, ihr seelisches Gleichgewicht wiederzuerlangen.

Die Schauspielerin

Wir kennen uns seit Jahren, und ich habe für sie, den Star von Bühne und Film, viele Male die Maske und das Make-up gemacht. Im Laufe der Zeit sind wir uns sehr nahe gekommen. Ich habe all ihre Höhen und Tiefen miterlebt, ihre Scheidung, ihre Erfolge als Bühnenstar und ihre Mißerfolge, Verrisse in der Presse, Jubel des Premierenpublikums. Uns verbindet neben der Kunst nicht nur Wertschätzung, sondern eine tiefe Zuneigung und große Vertrautheit. Nie werde ich jenen Tag vergessen, an dem sie zu mir ins Studio kam und von ihrem Gefühl sprach, daß mit ihrem Körper irgend etwas nicht in Ordnung sei. Ihre Beunruhigung übertrug sich auf mich, und ich drängte sie, sich untersuchen zu lassen, machte einen Termin bei einem der besten Spezialisten für sie aus. Nun wurde das ganze Untersuchungsprogramm abgespult: von der ersten Tastuntersuchung über die Mammographie bis zur Biopsie. Ihr Verdacht bestätigte sich, und dennoch brach erst einmal eine Welt, nein, ihre Welt für sie zusammen. Es folgten die schwersten Monate ihres Lebens ... Medizinisch war sie ausgezeichnet versorgt. Nach der unvermeidlichen Brustamputation wurde mittels einer sogenannten Brustplastik die fehlende Brust wieder aufgebaut; selbst die Brustwarze und ihr Hof konnten mit einem Permanent-Make-up wieder nachgezeichnet werden. Aber es dauerte sehr lange, daß sie – Schritt um Schritt – ihr seelisches Tief abbauen konnte. »Geh wieder arbeiten«, sagte ich ihr, das wird dir helfen, auf andere Gedanken zu kommen« – und was dergleichen Sprüche einem in solchen Situationen sonst noch so einfallen, wo man doch vor Mitgefühl und Mitleiden eigentlich selbst ganz ratlos ist. Sie ging wieder zur Arbeit – aber jede Kostümprobe wurde für sie zur wahren Höllenpein. Fürchtete sie doch immer, daß man etwas von ihrer Brustoperation sehen und man sich in der ganzen Branche darüber die Mäuler zerfetzen würde. Womöglich noch mit »diskreten« Hinweisen an die sensationshungrigen Medien. Sie selbst, und nur sie, wollte darüber entscheiden können, ob und wann und mit wem sie über ihre Krankheit redete! So überzeugte ich sie davon, die Camouflage zu erlernen, um die roten Narben bei Bedarf abdecken zu können. Sicher, das war keine große Sache, aber es hat auch ihr ein wenig geholfen, langsam wieder Selbstvertrauen zu gewinnen. Längst steht sie wieder vor der Kamera – nein, nicht »ihren Mann«, sondern »ihre Frau«, und ich glaube nicht, daß auch nur einer ihrer vielen Zuschauer ahnt, was sie durchgemacht hat.

Altersflecken

Dort, wo die Haut immer ungeschützt der Sonne ausgesetzt ist – im Gesicht und an den Händen –, zeigen sich im Laufe der Jahre die sogenannten Altersflecken (Lentigo senilis, bzw. solaris). Medizinisch gesehen, stellen sie einen chronischen Lichtschaden dar: Durch die ständige Überlastung der Haut mit UV-Strahlung versagt im Laufe der Zeit der »Reparaturmechanismus«, Falten, Knötchen und Flecken sind die Folge.

Auch die Altersflecken werden von den Betroffenen als kosmetisches Handikap empfunden, und so mancher erhofft sich vom Hautarzt Hilfe auf Dauer. Das ärztliche Behandlungsarsenal umfaßt neben einer Gefrierbehandlung mit Kohlensäureschnee die Elektrokaustik (Strombehandlung) und die Behandlung mit einem gepulsten Farbstofflaser.

Als Mittel zur Selbsthilfe benutzten schon unsere Großmütter bleichende Cremes und Salben. Oder sie verwendeten Zitronensaft, Meerrettich u. a. bleichende Substanz, mit de-

nen sie die Flecken einrieben. Mit diesen selbsthergestellten Salben bestrichen sie abends die Flecken und wuschen sie morgens mit Mandelkleie und lauwarmer Milch.
Die heute erhältlichen Präparate sind zum Teil quecksilberhaltig und nicht nebenwirkungsfrei. So sollte man lieber Gurkensaftkompressen auflegen – der »Erfolg« ist auch nicht schlechter.

Altersflecken sind nicht krankhaft, trotzdem sollte man sie beobachten und von Zeit zu Zeit von einem Hautarzt begutachten lassen. Er wird auftretende Veränderungen richtig bewerten und therapieren. So schließen Sie die Entwicklung bösartiger Melanome aus.

Letztlich sind alle Bemühungen um die Beseitigung von Altersflecken – wie auch der Sommersprossen – nicht von dem gewünschten Erfolg gekrönt.
So bietet sich für diese Hauterscheinung eine Camouflage als die Methode der Wahl nachgerade an.

Altersflecken weggeeist

Von »sichtbaren Erfolgen sprechen die Anhänger der Kryotherapie. Dabei werden mit einem Kälteadapter die hyperpigmentierten Stellen mit etwa minus 30 bis 40 Grad Celsius vereist. Nach anfänglicher Rötung bildet sich ein Bläschen und anschließend eine Kruste. Ist diese nach ungefähr zwei Wochen abgefallen, kommt darunter die neue rosige Haut zum Vorschein. Jetzt muß zum Schutz der Haut camoufliert werden, damit sich nicht sofort wieder neue Pigmentflecken bilden.

Fragen aus der kosmetischen Praxis

Ich habe dunkle Pigmentflecken auf dem Dekolleté, die ich mit Camouflage abdecke. Kann ich diese auch in der Sauna auf der Haut lassen?

Selbstverständlich, denn die Camouflage ist wasser- und hitzebeständig. Allerdings empfehle ich für derartige Extremsituationen, nach dem Camouflieren ein Fixierspray aufzubringen, um dem Ganzen noch mehr Haltbarkeit zu verleihen. Das Fixierspray sieht wie ein Haarspray aus und wird aus einer Entfernung von etwa 30 Zentimetern aufgesprüht.

Die Haut um meine Brustwarzen herum ist sehr hell. Ich hätte sie gern etwas dunkler für die Gelegenheiten, zu denen ich meine transparente Lieblingsbluse trage. Was würden Sie mir empfehlen?

Um die Mamillen größer und dunkler erscheinen zu lassen, kann man eine Camouflage auftragen. Da über 60 verschiedene Farbnuancen zur Verfügung stehen, läßt sich auch diese Region in Farbe und Form beliebig verändern.
Sinnvoll ist es, hinterher die Stelle mit einem Fixierspray gut zu fixieren, damit nichts von dem Farbauftrag an der Bluse verwischen kann.

Kann auch ein Doppelkinn mit Camouflage kaschiert werden?

Warum nicht? Dazu wählt man eine Camouflage-Creme, die um zwei bis drei Töne dunkler als die umgebende Haut ist. Streichen Sie die Creme gleichmäßig auf dem Doppelkinn aus. Danach verblenden Sie mit einem Schwämmchen diesen Auftrag an den Rändern in die umliegende Haut, damit keine Übergänge von den camouflierten Stellen zu den anderen Hautbereichen zu sehen sind.

Bauch und Po

Was tun bei Cellulite?

Wenn die warme Jahreszeit naht, überfallen uns sämtliche Frauenzeitschriften wieder mit Ratschlägen für Diätkuren, die die Pfunde nur so purzeln lassen sollen. Ob Dr. Atkins Diätrevolution, die Hay'sche Trennkost oder Hollywood-Wunderkuren – sie alle haben eines gemeinsam. Nach anfänglichen Erfolgen ist man bald wieder bei seinem alten Gewicht angelangt, manchmal sogar noch darüber.

Abnehmen und das neue Gewicht halten, so raten uns die Ernährungswissenschaftler, kann nur, wer seine Ernährung grundsätzlich umstellt und eine gesunde Ernährungsweise auf die Dauer einhält: wenig Fett, wenig Zucker, viel Kohlenhydrate. Vitamin- und mineralstoffreich soll die Nahrung sein. Das pflegt nicht nur die Figur, sondern auch die Haut von innen.

Was aber tun, wenn man/frau schlank ist, aber trotzdem ein Bäuchlein hat? Sind Sie ansonsten völlig gesund und setzen nur an den falschen Stellen Fett an, hilft eine spezielle Bauchgymnastik (siehe Kasten). Ist die Bauchdecke schlaff, empfehlen sich zusätzlich Wechselduschen, Massagen und Trockenbürsten.

Diese Maßnahmen, kombiniert mit sportlichen Aktivitäten wie Laufen, Wandern, Radfahren, können auch – sofern man sie schon in jüngeren Jahren betreibt – der so gefürchteten Cellulite vorbeugen.

Die Ursachen für diese »Orangenhaut« liegen in der weiblichen Anatomie und Physiologie begründet. Das Unterhautfettgewebe der Frauen ist in großen Läppchen angelegt, die

sich – wichtig bei Schwangerschaften – enorm ausdehnen können. Außerdem wird durch das weibliche Geschlechtshormon Östrogen viel Wasser im Gewebe gespeichert. Kommen nun falsche Ernährung, Bewegungsmangel und Durchblutungsstörungen hinzu, verlangsamt sich die Blutzirkulation und der Lymphfluß. Die Folge sind ebenjene Dellen und Pölsterchen. Solange Cellulite nur sichtbar wird, wenn man die Haut mit den Fingern zusammendrückt, läßt sie sich gut bekämpfen.
Schwieriger wird es schon, wenn die Orangenhaut im Liegen schon mit bloßem Auge erkennbar ist. Aber auch hier ist eine Verbesserung des Hautzustandes noch gut möglich. Wenig aussichtsreich ist eine Behandlung, wenn die Cellulite seit Jahren besteht und nie etwas dagegen unternommen wurde. Da eine wirksame medizinische Behandlung noch immer nicht zur Verfügung steht, kann man der Cellulite nur vorbeugend oder kosmetisch begegnen.

So beugen Sie der Cellulite vor:

Ernährung	Viel frisches Obst und Gemüse; wenig Fett; salzarm, kein Alkohol; täglich zwei Liter Flüssigkeitszufuhr (z. B. Mineralwasser).
Bewegung	Laufen; Wandern, Radfahren oder Schwimmen mehrmals wöchentlich; täglich Gymnastik.
Massagen	TROCKENMASSAGE mit weicher Bürste oder Luffahandschuhen (kreisend von unten nach oben und rechts nach links. DRUCKPUNKTMASSAGE mit einem Noppenroller oder Dermapunkturroller.
Wechselduschen	Täglich einmal (wie bei der Massage von unten nach oben und von rechts nach links; kalt und warm im Wechsel).

Im Handel erhältlich sind zahlreiche Spezialkosmetika gegen Cellulite in Form von Creme, Gel oder Lotion. Die in ihnen enthaltenen Wirkstoffe – z. B. Gingko, Algen, Ringelblume oder Rosmarin unterstützen die oben beschriebenen Maßnahmen.

Darüber hinaus bieten viele Kosmetiksalons Spezialtherapien an. Bevor Sie aber viel Geld für diese Behandlung ausgeben, sollten Sie sich mit Ihrem Hautarzt darüber beraten, was für Ihr individuelles Cellulite-Problem wirklich sinnvoll ist.

Methoden, die sich in der Kosmetikpraxis bewährt haben:

- Farblichtbehandlungen (Bestrahlung mit gelb und violett), regt den Lymphfluß an und wirkt entschlackend
- Bindegewebemassage (Durchblutungsförderung)
- Lymphdrainage (Wasserentzug aus dem Gewebe)
- Saugpumpenmassage (funktioniert wie Schröpfen, wirkt entstauend)
- Thermotherapie (Erzeugung eines Kalt-Warm-Reizes)
- Algen- oder Moorschlammpackungen (haben schlankmachende Wirkung)
- Aromatherapie.

In Frankreich – und seit kurzem auch in Deutschland – begegnet man der Cellulite mit Ultraschalltherapie und Elektro-Lipolyse. Aber auch diese Methoden führen nur zu einem dauerhaften Erfolg, wenn man sie mit einer gesunden Ernährung und viel Bewegung kombiniert. Für die Heimbehandlung der Cellulite bieten einige Kosmetikinstitute Bandagenkurse an. Sinnvoll sind sie aber nur zur Nachbehandlung der Cellulite.

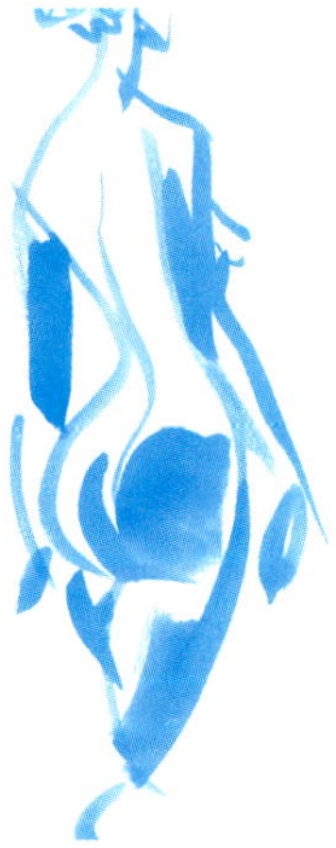

Schlaffer Po – so kann man ihn heben

Einen runden, straffen Po, wer wünscht sich das nicht? Wenn die Natur Sie in dieser Hinsicht etwas stiefmütterlich ausgestattet hat, brauchen Sie deshalb noch lange nicht zu resignieren. Mit etwas Disziplin und viel gutem Willen läßt sich das ändern.
Oberstes Gebot: Muskeltraining. Regelmäßig, intensiv und jede sich bietende Gelegenheit zur Bewegung nutzen. Also – die Treppen hinauf- und heruntersteigen, statt den Fahrstuhl zu benutzen. Viel Wandern oder Laufen. Beim Gehen die Pomuskeln fest anspannen. Und natürlich die tägliche Gymnastik nicht vergessen.

Übungen zur Kräftigung der Pomuskeln

- Setzen Sie sich auf den Po, und »wandern« Sie so durchs Zimmer.
- In der Bauchlage die gestreckten Beine vom Boden heben und 20 Sekunden in der Luft halten. Auch im Wechsel linkes Bein – rechtes Bein wirkungsvoll.
- Beim Sitzen wechselnd die linke und die rechte Poseite anspannen und wieder entspannen, zehnmal hintereinander. Mehrmals täglich ausführen.

Zur Pflege und Straffung Ihrer Kehrseite empfiehlt sich neben den Wechselduschen für den ganzen Körper kaltes Abbrausen des Pos. Ebenso hilfreich ist das Trockenbürsten. Nach jeder Wasser- und Massagebehandlung den Po eincremen, salben oder ölen, je nachdem, was Ihre Haut am besten pflegt oder nährt.
Erfolge werden sich bald einstellen – Ihre Haut wird dort ebenso glatt und straff werden wie am übrigen Körper.

Fragen aus der kosmetischen Praxis zu Bauch und Po

Nach meiner Schwangerschaft sind mir auf dem Bauch weiße Dehnungsstreifen verblieben. Da ich zum Baden immer einen Bikini trage, hätte ich die Streifen gern abgedeckt. Gibt es dafür auch ein Make-up?

Versuchen Sie es mit Camouflage. In diesem Falle rate ich Ihnen, eine Palette mit mehreren Farben in das Urlaubsgepäck zu tun, damit sie die Striae – Schwangerschaftsstreifen – in der Farbe jeweils dem Ton der bräunenden Haut auf dem Bauch anpassen können. Dafür gibt es Paletten mit sechs, zwölf oder 24 Farben.

Ich hätte gern ein kleines Tattoo am Po. Aber nicht für immer. Gibt es auch solche, die von selbst wieder verschwinden?

Die gibt es. Als ganz einfache Variante werden Party-Tattoos angeboten – eine Art Abziehbild, das einige Tage hält und sich leicht wieder abziehen läßt. Oder Sie wählen ein Temptoo – auch Biotattoo genannt: Bei diesem werden zwar Farben in die Haut eingebracht, aber nicht so tief wie bei einer richtigen Tätowierung. Der Vorteil eines Temptoos liegt darin, daß es nach zwei bis drei Jahren von selbst wieder verschwindet.

Hilft Camouflage auch bei Orangenhaut?

Nein! Die Cellulite kann man nicht unter einer Camouflage verstecken. Ihr kann man nur mit intensiver Gymnastik, Bürsten und Massagen begegnen.

Mit Hand und Fuß

Die Hände

Im Pariser Louvre befindet sich eine frühgriechische Frauenstatuette aus dem 7. Jahrhundert vor unserer Zeit, die sogenannte Frau von Auxerre. Auffällig an dieser kleinen Figur – die vor der Brust erhobene rechte Hand: Sie ist schmal mit sehr langen, zartgliedrigen Fingern. Häufig finden wir bei antiken Statuen diese schönen Hände, und während wir sie fasziniert betrachten, wird uns klar, daß sie ein Schönheitsideal auch unserer Zeit sind. Wir sehen eine schöne Hand als wesentlichen Teil der körperlichen Schönheit, setzen unbewußt »schön« mit »gut« gleich, verspüren den Wunsch, von diesen Händen berührt zu werden. Diese Empfindungen sind offensichtlich so alt wie die Menschheit selbst. Zu allen Zeiten und bei allen Völkern schrieb man den Händen mancher Menschen magische Kräfte zu, glaubte, daß sie durch das Handauflegen Krankheiten oder böse Geister bannen könnten. Auch wenn die meisten von uns solche Rituale nicht mehr pflegen – die leichte, fast unmerkliche Berührung eines anderen Menschen mit der Hand, sei es am Arm oder an der Schulter, ist eine Geste der Harmonie. Und als solche wird sie auch empfunden. Die Berührung durch andere Menschen bewahrt uns vor Isolation und Einsamkeit.

Gepflegte Hände sind auch schöne Hände

Viele unserer täglichen Handreichungen führen wir ohne großes Nachdenken aus, Wir beanspruchen unsere Hände viele Stunden am Tag, widmen ihnen aber oft viel weniger Pflege als dem Gesicht. Dabei sind aber gerade die Hände wenig geschützt. Nur wenige Talgdrüsen auf den Handrücken fetten sie, ständige Wasserplanscherei läßt sie austrocknen, chemische Mittel und Temperaturschwankungen ruinieren Ihre Haut. Wenn Sie sich schon nicht dazu durchringen können, bei der Hausarbeit Handschuhe zu tragen, so sollten Sie Ihre Hände nach jedem Waschen eincremen; nicht mit einer Glyzerincreme, die zwar schützt, aber auch stark austrocknend wirkt, sondern mit einer fetthaltigen Pflegecreme. Dabei bitte nicht die Fingerzwischenräume und Handinnnenflächen vergessen! Zum Händewaschen sollten sie ein Handwaschöl (gibt es bereits mit einem Lipidgehalt von 50 Prozent) benutzen, um ein Austrocknen der Haut zu verhindern.

Pflegend wirkt auch ein Ölbad für die Hände. Einmal wöchentlich für etwa fünf Minuten die Hände in lauwarmen Olivenöl baden oder, noch besser, in einem Paraffin-Bad.

Empfehlenswert ist auch eine sogenannte »Handmaske«. Man cremt die Hände zur Nacht dick mit einer Fettcreme ein und zieht bis zum nächsten Morgen Baumwollhandschuhe darüber.

Als eine Wohltat für strapazierte Hände erweisen sich auch Handpackungen. Je nach dem Zustand der Hände wählt man für die Packung den Fett- und Feuchtigkeitsgehalt der verwendeten Ingredienzien: Cremepackung auf die Hände auftragen, mit einer Folie umhüllen – und fertig ist die Handpackung. Lassen Sie das Ganze 10–15 Minuten einwirken. Wenn Sie dies Ihren Händen regelmäßig antun, werden sie es Ihnen mit schöner und glatter Haut danken.

Handpflege um 1860

»Kosmetische Handschuhe:
Nehme das Gelbe von 2 frischen Eiern, rühre es mit einem silbernen Löffel; setze zu 2 Eßlöffel von Süßmandelöl und schlage so lange zusammen, bis es ganz schaumig ist. Dann schlage allmälig hiezu 2 Loth Rosenwasser und zuletzt 2 Quentchen Benzoetinktur. – Man erhält so eine weiche, schaumige Masse. Man kehre nun die Handschuhe um, und tauche so lange in die Masse, bis sie ganz davon durchdrungen sind! Die so präparierten Handschuhe zieht man Nachts über an.«

(Kosmetikon, 1861)

Meine Mutter hatte schon von ihrer Mutter folgenden Trick für schöne Hände übernommen: Ganz gleich, welches Obst oder Gemüse sie gerade schälte, immer wurden anschließend mit den Schalen die Handrücken kräftig abgerieben. Die Reste von Kartoffeln, Äpfeln, Birnen, Gurken, Zitronen und Orangen also nicht gleich wegwerfen. Sie enthalten Vitamine und Fruchtsäuren zum Nulltarif.

Die Beweglichkeit Ihrer Hände erhalten Sie sich durch gymnastische Übungen und Fingerspiele. Ihrer Phantasie sind da keine Grenzen gesetzt. Eine besonders schöne Art der Handgymnastik ist das Rollen der chinesischen Kugeln. Das sind zwei 45 mm große, hohle Metallkugeln, die bequem in jede Hand passen. Die Chinesen glauben, daß beim Hin- und Herrollen der Kugeln in der Hand Akupunkturpunkte berührt werden und die Lebensenergie steigt. Schön und entspannend ist dabei auch der Klang.

Die Pianistin

Viele Jahre wohnte in meinem Haus eine russische Pianistin. Sie war eine feine alte Dame, hochbetagt, stets auf ihr Äußeres bedacht – und darum auch Kundin in meinem Kosmetik-Studio. Trotz ihres Alters, das sie im Gespräch stets um mindestens zehn Jahre reduzierte, gab sie noch immer begabten Schülern Klavierunterricht. Eines Tages beklagte sie sich bei mir, daß während ihres Vorspielens die Schüler die häßlichen Altersflekken auf ihren – ansonsten sehr schönen – Händen sehen könnten und wollte dem abhelfen. Diese Flecken schienen ihr doch geradezu ein Eingeständnis ihres wahren Alters zu sein. Am liebsten hätte sie ja in Spitzenhandschuhen Klavier gespielt, aber diese Möglichkeit schied aus, weil sie mit den Handschuhen nicht genug Gefühl für das Spiel gehabt hätte. Ich empfahl ihr natürlich eine Camouflage, denn »mit diesem neumodischen Zeug von Laser oder chemischem Peeling« wollte sie nichts zu tun haben. Nach mehreren »Übungsstunden« konnte sie die Camouflage selbst auflegen und erfreute sich fortan wieder ihrer makellosen Hände.

Die Pianistin

Sonnenschutz für die Hände
Um die lästigen Altersflecken auf den Händen zu vermeiden, sollten Sie die Handrücken im Sommer stets durch eine Sonnenschutzcreme mit einem hohen Lichtschutzfaktor schützen.

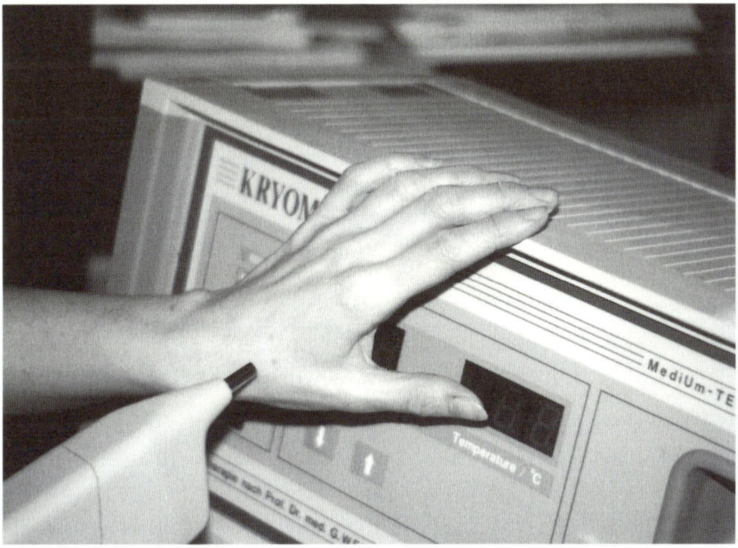

Psoriasis auf den Händen abdecken

Meine gute und langjährige Kundin Nora leidet seit Jahren an der sogenannten Schuppenflechte (Psoriasis). Das ist eine erblich bedingte Autoimmunkrankheit, deren Ursachen bis heute noch nicht völlig aufgeklärt sind. Die Entzündung der Lederhaut und die Verdickung und Schuppung der Oberhaut, deren Zellteilung erheblich beschleunigt ist, führen zu den charakteristischen Hautveränderungen, die dieser Krankheit auch den Namen geben. Die Schuppenflechte ist

Mit Kryotherapie lassen sich auch auf den Händen dunkle Flecken wegeisen. Die Alternative dazu ist eine Camouflage: Die dunklen Flecken auf den Händen werden mit einem flachen, schmalen Pinsel und einem sehr hellen Farbton aus der Camouflage-Palette erst einmal aufgehellt. Darüber kommt dann der eigentliche Hautton. Tip: Zwei dünne Schichten übereinander decken besser, als eine dicke. Wie bei jeder Camouflage wird zum Fixieren Transparentpuder darüber gegeben. Besonders natürlich wirken geschminkte Handrücken, wenn diese abschließend kurz unter fließendem Wasser gehalten werden. Dann nicht abtrocknen, sondern langsam an der Luft trocknen lassen.

nicht ansteckend. Trotzdem hält sich hartnäckig der Irrglaube, daß sie es sei. Was häufig dazu führt, daß die Betroffenen unter einem erheblichen seelischen Leidensdruck stehen, zumal sie ihr Äußeres durch die Hauterkrankung schon als beeinträchtigt empfinden. Selbst in »stillen« Phasen verschwinden bei den chronisch-rezidiven Formen der Psoriasis die Hautläsionen nicht mehr. Sind Gesicht, Arme und Hände davon betroffen, ist die Belastung besonders groß. Trotz vielfältiger Therapien mit Teerpräparaten, UVAI-Strahlung, PUVA-Therapie, Balneophototherapie oder Vitamin-D_3-Analogon ist die Schuppenflechte nicht heilbar, sondern stets nur in ihren Auswirkungen zu mildern. Eines Tages übergab ich Nora ein Camouflage-Set und bat sie, die Camouflage auf den Händen auszuprobieren. Sie litt gerade nicht an einem akuten Schub der Krankheit und ärgerte sich über die Flecken an ihren Händen. Als ich sie nach einiger Zeit vorsichtig nach dem Ergebnis der Camouflage befragte, war ich von ihrer enthusiastischen Reaktion überrascht. Im allgemeinen neigt sie nicht zur Euphorie, ist eher skeptisch distanziert, aber die Camouflage hatte ihre Hände »verzaubert«: glatt und makellos erschien die Haut. Nora gehört zu den Menschen, die mit ihrer Krankheit souverän umgehen können und sich seelisch nicht in die Ecke drängen lassen. Aber ich bin sicher, daß sie je nach Lust und Laune von Zeit zu Zeit die Camouflage benutzen wird.

Hinweis

Die Camouflage ist nicht bei akut entzündeten Hauterkrankungen anzuwenden. Das gilt für akute Stadien der Akne, Psoriasis, Neurodermitis oder anderen Entzündungserscheinungen oder Wunden.

Zeigt her eure Nägel...

Hände und Füße wirken erst dann perfekt gepflegt, wenn es ihre Nägel auch sind: Dann schimmern sie matt und rosig, sind glatt und fest und verleihen durch ihre Form und Länge den Fingern und Zehen Eleganz.
Damit Ihre Nägel gesund bleiben – oder werden –, bedürfen auch sie einer intensiven Pflege.
Verdeutlichen wir uns einmal den Aufbau der Nägel: Ebenso wie die Haare gehören auch die Nägel zu den Anhangsgebilden der Haut und bestehen aus Horn. Sie schützen die Finger und Zehen vor Verletzungen. Der Nagel eines gesunden Menschen wächst pro Woche um etwa 0,5 Millimeter, an den Füßen etwas langsamer. Bei jungen Menschen mit guter Durchblutung erneuern sich die Nägel innerhalb von drei Monaten; bei alten Menschen, deren Durchblutung gestört ist, kann dieser Vorgang bis zu zwei Jahren dauern. Aber nicht nur mangelnde Durchblutung macht den Nägeln zu schaffen, sondern auch äußere Einflüsse schädigen sie.
Ständiges Hantieren im Wasser oder mit Chemikalien läßt sie brüchig werden. Besonders belastend sind Nagellackentferner mit Aceton, da sie die Nägel austrocknen.

**Nagelspliß:
Ist das ausgewogene Verhältnis zwischen Hornsubstanz, »Klebematerial« und Fett und Feuchtigkeit im Nagel gestört, entsteht Nagelspliß. Als Ursachen kommen u.a. in Frage: Wasser, Detergentien, einseitige Ernährung mit Vitamin- und Mineralstoffmangel, Alkohol und Nikotin. Die Nägel werden trocken und spröde oder weich und überempfindlich.**

Kranke Nägel

Bei der Pflege und Maniküre der Nägel gilt es behutsam vorzugehen, denn schon kleinste Verletzungen des Nagelhäutchens oder des Nagelwalls können zu langwierigen Entzündungen führen.

Die häufigsten Krankheiten der Nägel sind neben den Entzündungen eingewachsene Nägel, Verfärbungen, Brüchigkeit und Pilzbefall.

Als Ursachen für Veränderungen der Nägel sind vielfach Krankheiten des Organismus in Betracht zu ziehen:

BRÄUNLICH VERFÄRBTE NÄGEL
- Durchblutungsstörungen
- Pilzinfektionen

WEISSFÄRBUNG DER NÄGEL
- Schuppenflechte (Psoriasis)
- Ernährungs- und Stoffwechselstörungen
- Fieber
- Vergiftungen
- Nieren- und Leberstörungen

GESTREIFTE NÄGEL
- Eisenmangel

QUERFURCHEN
- Durchblutungsstörungen

BRÜCHIGE NÄGEL
- mechanische oder chemische Schäden
- Pilzinfektionen
- Stoffwechselstörungen
- Vitaminmangel

Eingewachsene Nägel: können gerade bei jungen Menschen auf eine beginnende Zuckerkrankheit (Diabetes mellitus) hindeuten. Schiebt sich die Ecke der Nagelplatte seitwärts unter die Haut, führen Druck – durch Strümpfe oder Schuhe – und eintretende Bakterien zu eitrigen Entzündungen mit starken Schmerzen.

Verfärbungen: Die Art der Verfärbung läßt meist Rückschlüsse auf ihre Ursachen zu. Braunschwarze Verfärbungen weisen auf Blutungen hin; gelbbraune krümelige Nägel auf Pilzerkrankungen.

Weiße Querstreifen: entstehen durch Verletzungen des Nagelhäutchens. Parallele helle Querstreifen sind Zeichen für innere Erkrankungen.

Brüchige Nägel: bilden sich nach der Anwendung bestimmter Nagellackentferner, Spül- und Waschmittel. Sie können aber auch auf einen Mangel an Kalzium, Eisen und Vitaminen hindeuten.

Pilzerkrankungen der Nägel: Die Nagelmykosen werden hauptsächlich durch Dermatophyten ausgelöst, seltener durch Hefepilze und – unter unseren klimatischen Bedingungen kaum – Schimmelpilze.

Einige Krankheiten wie Diabetes, Infektionen, Tumorerkrankungen, Immundefekte oder Durchblutungsstörungen befördern das Auftreten von Nagelmykosen.

Typisches Zeichen einer Nagelmykose ist die Gelbfärbung des vorderen Nagelrandes. Bereits in diesem frühen Stadium muß behandelt werden, soll sich die Infektion nicht auf der gesamten Nagelfläche ausbreiten. Wenn das geschieht, verfärbt sich der ganze Nagel gelb, wird dick und hebt sich schließlich vom Nagelbett ab. Der Pilz greift auch die Nagelsubstanz an. Sie wird rauh, brüchig und porös. Am Ende ist die Nagelplatte völlig zerstört. Leider nehmen viele Menschen die ersten Anzeichen einer Nagelmykose nicht ernst, denn sie verursacht im Gegensatz zu den Pilzinfektionen *auf* Haut und Schleimhäuten anfangs keine Beschwerden wie Jucken oder Brennen. Diese treten erst nach Jahren auf – aber dann ist der Nagel oft nicht mehr zu retten.

Die Nagelmykosen sind ein weltweites Problem und machen rund 40 Prozent aller topischen Pilzinfektionen aus. Die Fußnägel sind häufiger betroffen als die Fingernägel.

Dermatophyten: Pilzgattung, die hornhauthaltiges Gewebe angreift. Die Infektion erfolgt immer durch Ansteckung. Als Orte kommen öffentliche Bäder und Saunen ebenso in Frage wie Bad und Teppichböden in der eigenen Wohnung.

Nagelmykosen verursachende Faktoren	
Krankheiten	Durchblutungsstörungen, Diabetes, Infektionen, Tumorerkrankungen, Immundefekte
Medikamente	Kortikosteroide, Antibiotika, Immunsuppressiva, Zytostatika, Hormone
Anderes	mechanische Schädigung der Nagelplatten, Vorerkrankungen der Nägel, hohe Temperatur- und Luftfeuchtigkeit, drückende Schuhe, Besuch von Bädern und Saunen

Auch die Diagnose einer Nagelpilzerkrankung ist nicht immer ganz einfach. Unter dem Mikroskop wird Nagelmaterial untersucht und auf speziellen Nährböden werden Kulturen gezüchtet, um eine Abgrenzung zur Nagelpsoriasis, zum Nagelekzem oder zu traumatischen Nagelveränderungen (alle ohne Pilzbefall) vornehmen zu können.
Die Behandlung ist äußerst langwierig und erfordert sowohl vom Patienten als auch vom behandelnden Arzt viel Geduld. Leichte Formen im Frühstadium lassen sich unter Umständen noch rein äußerlich behandeln. Der Hautarzt entfernt mit einer aufweichenden Paste die Nagelreste und behandelt anschließend die Wunde äußerlich. Manchmal ist auch eine operative Entfernung des Nagels nötig, bevor sich die intensive äußerliche Behandlung anschließen kann. Mittleren und schweren Nagelpilzinfektionen ist damit allein nicht beizukommen. Eine Behandlung mit Tabletten läßt sich oft nicht vermeiden.

Unterstützende Maßnahmen

- Anwendung dexpanthenolhaltiger Salben zur Regeneration des Epithels
- Förderung der Durchblutung
- Einhaltung strengster Hygiene
- Verzicht auf aggressive Waschsubstanzen
- Tragen von Handschuhen bei der Hausarbeit
- Tragen von Baumwollstrümpfen
- Vermeiden einengender Schuhe und Strümpfe

Gesunde Nägel durch gesunde Ernährung

Sind Krankheiten als Ursachen splittriger Nägel ausgeschlossen, sollten sie Ihre Ernährungsweise überprüfen. Gut für die Nägel sind die Vitamine A, B1, B2, C, E und Biotin wie auch die Mineralstoffe Eisen, Zink und Kalzium.
Ein wirksames Mittel für feste Nägel kannten schon unsere Urgroßmütter: Gelatine. Naschkatzen von heute tarnen ihre »Gummibärchensucht« mit dem Hinweis auf deren hohen Gelatinegehalt. Und der Erfolg gibt ihnen recht.

Eisen **ist besonders reichlich enthalten in Fleisch, Innereien, Vollkorngetreide, grünem Gemüse, Hülsenfrüchten und Aprikosen.**

Zink **findet sich reichlich in Fisch, Fleisch, Milch und Milchprodukten, Vollkornprodukten.**

Kalzium **kommt reichlich vor in Milch und Milchprodukten, Obst, Gemüse und Kartoffeln.**

Lang oder kurz – aber immer gepflegt

Die Länge der Nägel ist ganz sicher eine Frage des persönlichen Stils und der Lebensweise. Gepflegte Nägel aber sind ein Muß!
Strapazierte und brüchige Nägel sind mit im Handel erhältlichen **Repair-Kuren** zu pflegen. Mit einer Spezialfeile

Vitamine für gesunde Nägel und Haare

Vitamin	Aufgabe	besonders enthalten in	Tagesbedarf für Erwachsene
A	greift in den Aufbau und die Funktionshaltung von Haut und Schleimhäuten ein	Leber, Milch, Milchprodukte, Getreideerzeugnisse, Eigelb, Margarine	0,8–1,1 mg
B1	wichtig für den Kohlenhydratstoffwechsel	Weizenkeime, Getreidevollkorn, Schweinefleisch, Hülsenfrüchte, Kartoffeln, Nüsse, Haferflocken, Eigelb, Hefe	1,1–1,6 mg
B2	wichtig für den Fett-, Eiweiß- und Kohlenhydratstoffwechsel	Milch, Käse, Leber, Nieren, Hefe, grüne Blattgemüse	1,5–1,8 mg
C	stärkt Abwehrkräfte, wichtig für Eisenaufnahme und Bildung von Kollagen	Schwarze Johannisbeeren, Zitrusfrüchte, Paprika, Kiwi, Hagebutten, Weißkohl, Kartoffeln	75 mg
E	Antioxidans	pflanzliche Öle, Margarine, Vollkornprodukte, Hülsenfrüchte, Weizenkeime	12 mg

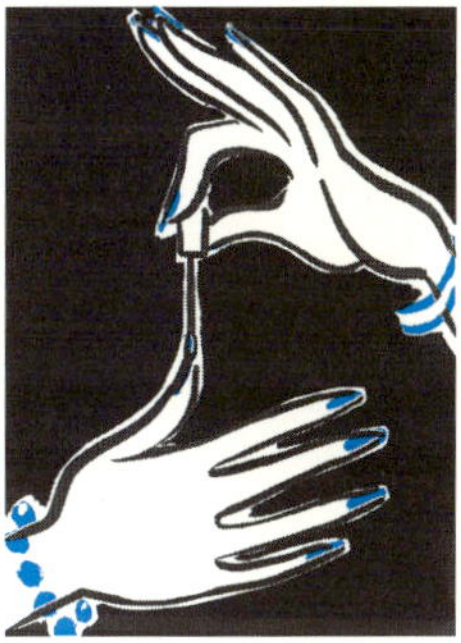

wird die Pflegecreme in den Nagel eingearbeitet, was zugleich auch einen Peeling-Effekt bewirkt. Zum Schutz des Nagels wird nach der Pflege ein Moisturizer in Form eines Klarlacks aufgetragen. Seine Pflegestoffe dringen in das Keratin des Nagels ein und regulieren den Feuchtigkeitsgehalt. Für zu dünne, weiche Nägel empfehlen sich **Intensivtherapien** auf Klarlackbasis. Sie bringen Proteine und Calcium-D-Panthotenat in den Zellhaushalt und regenerieren so den Nagel.

Daneben gibt es **Nagelfluids** mit synthetischen Keratinbausteinen, die dünne Nägel stärken. Unterstützend wirken Nagelhautpflegecremes und -seren mit Weizenkeimöl.

Kosmetik-Studios bieten zur Nagelsplißtherapie vielfach die Wärmeversiegelung an. Hierbei werden mit wohldosierter Wärme die Nagelenden versiegelt: Die Spitze des Thermostabes wird vorsichtig am Nagelrand entlanggeführt und läßt die Hornschichten des Naturnagels verschmelzen.

Die Kunst der schönen Nägel

...beschäftigt mittlerweile schon einen ganzen Industriezweig: Nail-Art nennen es die Insider. Und das geht weit über den simplen Nagellack oder die bekannten aufklebbaren künstlichen Fingernägel hinaus.

Heutzutage werden mittels Acryl künstliche Nägel auf die natürlichen modelliert und dann farbenprächtig verziert. Der Phantasie setzt da nur der Geldbeutel Grenzen, und die Palette der kleinen Kunstwerke reicht von dekorativen, lustigen Mustern und Bildern bis hin zum aufmontierten Brillanten. Das ist schließlich auch eine Art der Camouflage, nur eben mit anderen Mitteln. Für dieses Nagelstyling müssen Sie jedoch auf jeden Fall eine Kosmetikerin aufsuchen, weil dieser Nagelschmuck nicht nur eine spezielle Ausbildung, sondern auch besondere Gerätschaften erfordert.

Lichthärtende Nagelmodellage mit Acryl
3-Phasen-Produkte bestehen aus: 1. Haftvermittler (sichert die chemische Verbindung des Kunststoffes mit der Nagelsubstanz). 2. Modellage-Kunststoff (Modellage-Material). 3. Versiegelungslack.
1-Phasen-Produkte: In ihnen sind alle drei Eigenschaften und Aufgaben des o.g. Systems in einem Produkt enthalten.

Alten Lack entfernt man am besten, indem man auf einen Wattebausch etwas Nagellackentferner tropft und dann mit leichtem Druck über den Nagel wischt. Verwenden Sie stets nur hochwertige Entferner. Sie sind zwar etwas teuer, trocknen aber die Nägel nicht aus.

Für die häusliche Nageldekoration hier noch einige Tips:

1. Lackieren Sie Ihre Nägel nur, wenn sie richtig trokken sind, d.h., nach dem Baden oder Abwaschen etwa eine Stunde warten.
2. Tragen Sie unter dem vorstehenden Nagelrand einen Unterlack auf.
3. Bei nicht so festen Nägeln erst einen Härter auftragen.
4. Dünn den Unterlack auftragen, der den Nagel vor Verfärbungen schützt und Unebenheiten ausgleicht.
5. Nun folgt der Decklack: In der Mitte des Nagels einen Strich damit ziehen und dann die Seiten ausfüllen.
6. Nach etwa fünf Minuten die zweite Lackschicht aufbringen.
7. Nach 15 Minuten ist der Lack gehärtet. Ganz Eilige können das Trocknen beschleunigen, indem sie ein Nageltrockenspray benutzen.

Stiefkinder Knie und Ellenbogen

Immer wieder erlebe ich, daß selbst körperbewußte Menschen, die sich rundum gut pflegen, ihre Knie und Ellenbogen stiefmütterlich behandeln. Das Ergebnis sind rauhe Knie und verdickte braungefärbte Haut an den Ellenbogen. Gerade sie gehören aber zu den am meisten beanspruchten Körperpartien, denn die darunterliegenden Gelenke der Arme und Beine dehnen die Haut bei jeder Bewegung stark. Und an den Ellenbogen wird sie bei jedem Aufstützen der Arme noch zusätzlich durch großen Druck belastet. Das Ergebnis ist oft eine rauhe und faltige Haut, meist noch verhornt und unschön verfärbt. Hier nun mein Rat zur Pflege:

- Ellenbogen und Knie in die tägliche Körperpflege einbeziehen,
- einmal in der Woche nach der Reinigung die Haut dort mit einem grobkörnigen Peeling behandeln,
- anschließend dick Fettcreme auftragen; zur Verstärkung der Wirkung von Zeit zu Zeit nach dem Auftragen der Fettcreme für 10 bis 15 Minuten mit einer Plastikfolie abdekken,
- Knie und Ellenbogen täglich eincremen,
- beim Anwenden einer Gesichtsmaske diese auch auf Knie und Ellenbogen auftragen. Schönheitspflege hört schließlich nicht am Hals auf.

> Das regelmäßige Abrubbeln der Ellenbogen mit einem Luffahandschuh macht die Haut weicher.

Übrigens kann auch hier eine Camouflage – als Übergangslösung – Pflegesünden kaschieren, falls es einmal nötig sein sollte. Denn was nützt das schönste dekolletierte, ärmellose Abendkleid, wenn es ungepflegt wirkende Arme enthüllt?

Der Presseball

Apropos Abendkleid! Zu meinen langjährigen Kundinnen gehört auch die äußerst charmante Gattin eines Ministers. Sie rief mich einmal aufgeregt an – der alljährliche Presseball stand bevor – und erbat dringend meine Hilfe, denn auf ihrem rechten Oberarm erblühte ein großer blauer Fleck (Hämatom), den sie sich beim ungeschickten Aussteigen aus ihrem Auto zugezogen hatte. Das wäre alles kein Problem gewesen, aber ausgerechnet in diesem Jahr hatte sie sich ein sündhaft teures Abendkleid – »Mein Mann darf gar nicht wissen, wieviel das gekostet hat!« – arbeiten lassen. Schulterfrei natürlich. »Was soll ich nur tun?« fragte sie mich völlig frustriert. »So lange Handschuhe gibt es doch überhaupt nicht, um diesen Fleck abdecken zu können. Ich habe schon mit dem Gedanken gespielt, das Kleid umarbeiten zu lassen«, klagte sie mir ihr Mißgeschick. Ich konnte sie schnell beruhigen: »In meiner großen Camouflage-Palette mit über 60 Farben, die man auch miteinander mischen kann, werden wir ganz sicher den passenden Farbton finden, um den Fleck verschwinden lassen zu können.« Als sie das hörte, fiel ihr ein Stein vom Herzen. Kurz vor Beginn des Balles kam sie zu mir ins Studio. Ihr Hämatom erstrahlte inzwischen in allen Farben des Regenbogens, von Grüngelb bis Violett, und hatte bereits eine ansehnliche Größe erlangt. Da die Zeit drängte, machte ich mich sofort ans Werk: Zuerst wurden die dunklen Stellen aufgehellt. Dann trug ich die zum Hautton des Armes passende Farbe auf. Darüber kam der Fixierpuder – der einige Minuten einwirken mußte. Anschließend wurden mit einer feinen Ziegenhaarbürste die Reste des Puders »ausgefegt«. Um ganz sicherzugehen, daß in der langen Ballnacht nichts abfärben konnte, habe ich die betreffende Stelle noch mit Fixierspray eingesprüht.

Der Presseball

Der Presseball wurde ein voller Erfolg, wie man am nächsten Tag den Zeitungen entnehmen konnte. Auf vielen Fotos war eine strahlende Ministergattin zu erblicken...

Beine – glatt und schön

»Nach meene Beene is ja janz Berlin verrückt und meene Beene haben manches Herz jeknickt...«, so sang einst Marlene Dietrich, und ihre Zuhörer jubelten ihr zu.
Auch die Dietrich – ewiger Mythos der Schönheit – kam nicht makellos auf die Welt. Sie selbst hielt ihre Hände und Füße für zu kräftig, fand ihre Nase häßlich, den Busen schlaff und ihr Haar dünn und glanzlos. Und ihre Beine, die berühmten Beine, die ihre Filmgesellschaft Paramount später für eine Million Dollar versicherte, sehen auf einem frühen Foto überhaupt nicht aufregend aus. Aber was hat diese Frau aus sich gemacht! Mit Abmagerungskuren, Miedern, eleganter und ausgefallener Kleidung, einstudierten Posen, meisterhaftem Make-up und hohen Pumps schuf sie sich selbst. Ihr Stil war, fernab der gängigen Hollywoodklischees, damenhaft, unverwechselbar und zeitlos, einfach atemberaubend.
Männer schauen gern auf Frauenbeine, und Frauen lassen nichts unversucht, ihre Beine ins rechte Licht zu setzen. Die Wahl der zum eigenen Typ passenden Strümpfe, Rocklängen und – das wichtigste Requisit – der Schuhe bietet jedem weiblichen Wesen die Möglichkeit, auf sehenswerten Beinen durch das Leben zu schreiten und dennoch fest mit ihnen in demselben zu stehen.
Damit das so bleibt und Ihre Beine nicht zur Problemzone werden, bedarf es auch hier wieder der richtigen Pflege:

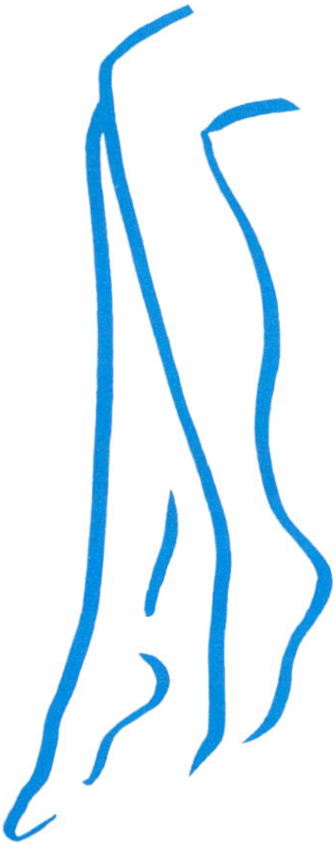

– Schuhe und Strümpfe sollen Füße und Beine schützen und schmücken, aber nicht malträtieren!

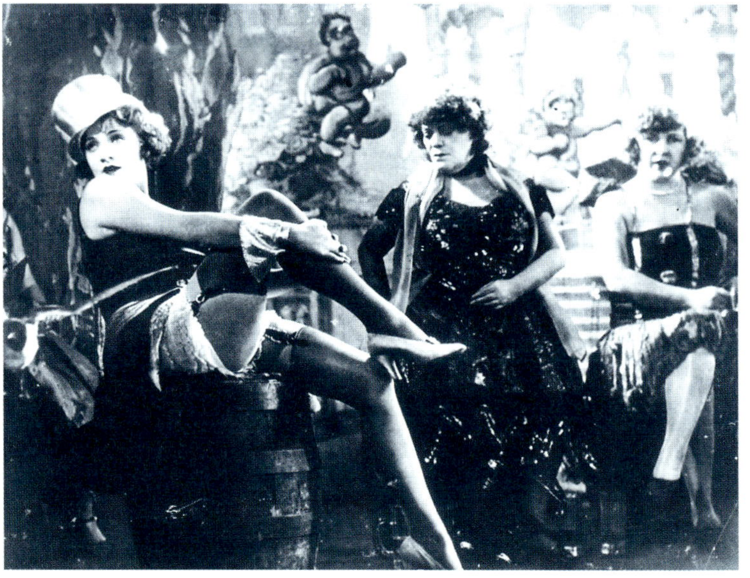

Marlene Dietrichs legendäre Beine ließen »Männer verbrennen wie Motten das Licht.«

– Nach **jedem** Baden oder Duschen die Beine eincremen.
– Regelmäßiges Peeling hält die Haut glatt.
– Gegen dicke Beine und Füße: regelmäßige Gymnastik und Hochlegen.
– Für straffe Oberschenkel: Gymnastik, Trockenbürsten, Wechselduschen, leichte Knetmassagen.

Haarentfernung an den Beinen

Um lästige Haare an den Beinen zu entfernen, empfehlen sich verschiedene Methoden. Welche davon Sie auswählen, bleibt Ihrer Wahl überlassen:

1. Entfernen mit Enthaarungscreme.
2. Naß oder trocken rasieren.
3. Mit Wachs entfernen.
4. Elektrisches Veröden der Haare.

Besenreiser und Krampfadern

Die roten Äderchen der Besenreiser, deren Anlage erblich bedingt ist, sind an sich völlig ungefährlich und stellen eigentlich nur ein kosmetisches Problem dar. Der Arzt kann sie mittels der Sklerotherapie entfernen; iner Methode, bei der mit einer feinen Nadel das Äderchen punktiert und mit einem Verödungsmittel gespritzt wird. Sind die Äderchen zu klein, wird mit der Elektrokoagulation therapiert. Diese Methoden sind gefahrlos, beseitigen das Problem aber nicht für alle Zeiten, da die Besenreiser an anderer Stelle erneut auftreten können.

So können Sie Besenreisern vorbeugen

Meiden Sie starken Tee, Kaffee, scharfe Gewürze, Alkohol und Nikotin, weil sie die Blutgefäße erweitern.

Vorsicht geboten ist bei Wechselduschen und Bürstenmassagen.

Empfehlenswert: Tee aus Kamille, Salbei oder Feigwurz; kühlende Salben mit Roßkastanien- oder Ringelblumenextrakt.

Besenreiser lassen sich kosmetisch ganz hervorragend mit einer Camouflage abdecken. Suchen Sie aus Ihrer Camouflage-Palette den passenden Farbton aus und verteilen Sie die Farbe gleichmäßig auf die betreffenden Stellen. Anschließend Fixierpuder daraufstäuben und etwa zehn Minuten einziehen lassen. Fertig ist die wasser- und abriebfeste Tarnung!

Bei Krampfadern – den sichtbaren, geschwollenen und geschlängelten Venen – haben die Betroffenen schon weitaus mehr Probleme als bei den Besenreisern. Vielfach gehen sie mit Schmerzen einher und lassen nach kurzem Stehen oder Gehen die Füße anschwellen. Sind die Krampfadern sehr stark ausgeprägt, ist auch die Blutzirkulation eingeschränkt, und die Haut kann sich an diesen Stellen bräunlich verfärben. Auch sind Ekzeme, Unterschenkelgeschwüre, Thrombosen und Ödeme (Flüssigkeitsansammlungen im Gewebe) eventuelle Folgen.

So können Sie Krampfadern möglicherweise vorbeugen:
- Gesunde, ballaststoffreiche, salzarme Ernährung,
- Übergewicht vermeiden,
- Sport und ausreichende Bewegung: Wandern, Radfahren, Schwimmen, Tanzen, Skilanglauf, Wassertreten, Beingymnastik,
- kalte Duschen für die Beine,
- Kaffee, Alkohol und Nikotin meiden,
- Füße regelmäßig hochlegen,
- nur selten Stöckelschuhe tragen.

Medizinische Behandlung der Krampfadern:
– Venen veröden (Sklerosierung)
– Krampfadern ziehen (Varizen-Operation)

Um mögliche Spätfolgen unbehandelter Krampfadern zu vermeiden, ließ sich eine meiner Freundinnen die Krampfadern ziehen. Sie ist eine Frau in den 50ern, sehr schlank und sportlich. Und dazu etwas eitel. Krampfadern waren für sie ein Zeichen des Alters, also nichts, was sie akzeptieren wollte. Niemand in ihrem Tennisclub sollte daher von dieser Operation und dem dafür nötigen Blitzbesuch im Krankenhaus erfahren. So erzählte sie allen Bekannten, daß sie für einige Tage verreisen würde. Nur ich war eingeweiht. Und als sie wieder zu Hause war, zeigte ich ihr, wie sie die zwar verheilten, aber noch geröteten Operationsnarben mit einer Camouflage abdecken konnte. So »getarnt« war sie auch bereit, wieder im kurzen Tennisröckchen im Club zu erscheinen, auch wenn sie mit dem Spielen noch einige Zeit geduldig warten mußte.

Make-up für die Beine

Haben Sie sich auch schon einmal gefragt, wie es die Cover-Girls, diese Schönheiten auf den Hochglanztiteln, nur schaffen, überall am Körper so makellose Haut zu zeigen? Die Antwort ist einfach: alles Schminke!
Das könnten Sie auch, meinen Sie? Genau das versuche ich Ihnen schon die ganze Zeit zu sagen. Also, keine Scheu vor dem Unbekannten. Probieren Sie es einfach einmal aus, und beginnen Sie am besten mit den Beinen.
Im Sommer, wenn man schon der Wärme wegen viel Bein zeigt und gern auf Strümpfe verzichtet, werden glatte Beine nur leicht eingeölt oder mit einem Selbstbräuner getönt.
Sind die Beine von Natur aus nicht ganz so makellos, ärgern Sie sich über Narben oder Flecken, kann man sie mit einer Camouflage verschönern. Dafür haben einige Hersteller eine spezielle Camouflage-Creme entwickelt, die sehr streichfähig und geschmeidig ist. Mit Puder oder Spray fixiert, hält sie auch beim Baden oder Schwimmen.

Von Tätowierungen und Tattoos

Erklären kann das Phänomen kaum einer, aber es ist unübersehbar geworden: Tätowierungen – einst eine Domäne der Seefahrer, Rocker und harten Jungs auf Motorrädern – haben schon längst ihr Schmuddelimage verloren und sind, auf dem Weg über Hollywood, fast schon gesellschaftsfähig geworden.

Prominente, die Tattoos haben sollen:

Terence Trent d'Arby	Vanilla Ice	Julia Roberts
Francesca Thyssen	Kim Basinger	Jovanotti
Lord Lichfield	Dave Stewart	Benedetta Crocco
George Michael	Drew Barrymore	Enrica Bonaccorti
Gordon Cooper	Patti d'Arbanville	Cher
David Lee Roth	Whoopi Goldberg	Oliver Reed
Ringo Starr	Johnny Depp	Eric Bush
David Carradine	Rachel Williams	Slash von Guns 'n'Roses
Frank Sinatra	Melanie Griffith	Roseanne Barr
Gerard Depardieu	George Shultz	Paula Yates
Madonna	Naomi Campbell	Sinéad O'Connor
Sean Penn	Marina Ripa di Meana	John Richardson
Sean Connery	Serena Grandi	Axl Rose

Die Kunst des Tätowierens ist aber beileibe keine Erfindung der Neuzeit. Prähistorische Funde belegen, daß sie zu den ältesten künstlerischen Verrichtungen der Menschheit gehörte. Die alten Römer ergötzten sich ebenso an den Hautbildern wie die Mönche des Mittelalters. Berühmt wurden auch die Tätowierungen aus Japan und China.
In der Neuzeit machte der legendäre Weltumsegler Kapitän Cook – 18. Jahrhundert – die Tätowierungen bekannt, die er auf seiner Reise nach Tahiti entdeckt hatte.
Lange Zeit waren es Schausteller, die ihre Ganzkörperbilder gegen Geld auf den Märkten vorzeigten, Matrosen und anderes »leichtlebiges Volk«, das sich mit Tätowierungen schmückte. Aber daneben gab es immer auch in den sogenannten besseren Kreisen Menschen, die mit einem Bild auf der eigenen Haut ihre Individualität betonten. So sollen Theodor Roosevelt, Harry Truman, Zar Nikolaus II., Josef

Stalin und Winston Churchill tätowiert gewesen sein.

Tattoos sind heute »in« – Hollywood hat es vorgemacht. Fast jeder, der in L. A. etwas auf sich hält, rennt mit einem Tattoo herum.

Und auch wenn der eine oder andere glaubt, daß die hohe Zeit der Tattoos vorbei sei: Der Run auf die berühmten Tattoo-Studios ist ungebrochen. Ob Mino Spadacini in Mailand oder Eric und Maryline Mestraud in ihrem »Art Tattoo Studio« in Paris – von Europa bis Kalifornien sind die Meisterstudios stets ausgebucht. Gut die Hälfte der Kunden sind mittlerweile junge Frauen.

Das Aufbringen eines Bildes auf die Haut ist, je nach der Körperregion, mehr oder weniger schmerzhaft. Je größer das einzuarbeitende Motiv, desto länger dauern die Sitzungen. Kleine, einfache Bilder sind in einer Stunde zu bewältigen. Ein Ganzarm-Tattoo kann schon drei bis vier Sitzungen mit insgesamt 12 bis 15 Stunden benötigen. Und ein komplettes Rükkenmotiv mit vielen Farben braucht unter Umständen ein bis zwei Jahre.

Tattoos in der Kunst: Gustave Moreau (1826–1898) malte im Jahre 1876 sein berühmtes Bild »Die tätowierte Salomé«. Das Gemälde zeigt Salomé, vor Herodes tanzend, tätowiert mit einer Lotusblüte auf der Brust und etruskischen Motiven auf dem Körper. Emil Orlik (1870–1932) malte um 1900 einen japanischen Tätowierer bei der Arbeit. Und aus dem Jahre 1916 stammt George Grosz' bitterböse Zeichnung »Die Tätowierten«.

So wird ein Tattoo gefertigt

Vorbereitung

– Reinigen und Sterilisieren der Nadeln im Ultraschallgerät und Sterilisator
– Desinfizieren der betreffenden Hautpartie mit medizinischem Alkohol
– Auftragen von Vaseline, um die Haut geschmeidig zu machen

Tätowieren

– Stechen der Konturen des Bildes mit Nadeln

- Schattieren
- Ausfüllen des Bildes mit Farbe

Nachbehandlung

- Abwaschen der Haut mit Alkohol
- Eincremen mit einer speziellen Fettcreme, die frei von Konservierungsstoffen ist
- Abdecken der Haut mit sterilem Verbandmaterial (etwa zwei Stunden)
- Erneute Reinigung der Haut und Auftragen von Zinksalbe
- Nach etwa acht Tagen Baden und Duschen wieder möglich
- Sonnenbäder oder Solarien sind frühestens nach sechs Wochen erlaubt, um unerwünschte Pigmentierungen zu verhindern.

Temptoo – die unkomplizierte Alternative

Ein Hautbild ohne spätere Reue könnte man das Temptoo nennen: ein temporäres – also zeitlich begrenztes Tattoo. Bei einem Temptoo werden die antiseptischen Farben nur in die Oberhaut eingebracht. Nach zwei bis drei Jahren beginnen die Zeichnungen zu verblassen und verschwinden schließlich ganz. Der Vorteil liegt auf der Hand. Will man diesen Körperschmuck nicht mehr oder wechselt die Motiv-Mode, ist man nicht auf immer mit dem einmal eingestichelten Bild festgelegt. Wird man älter, kann die Tätowierung keine Falten schlagen. Und überhaupt ist die ganze Prozedur eines Temptoos viel weniger schmerzhaft als beim »echten« Tätowieren.
Harmlos sind Film- und Theater-Temptoos. Selbst Kindern können diese Abziehbilder aufgerubbelt oder aufgemalt werden. Die Motive sind von echten Tätowierungen kaum zu unterscheiden und sind, mit Fixierspray besprüht, bis zu drei

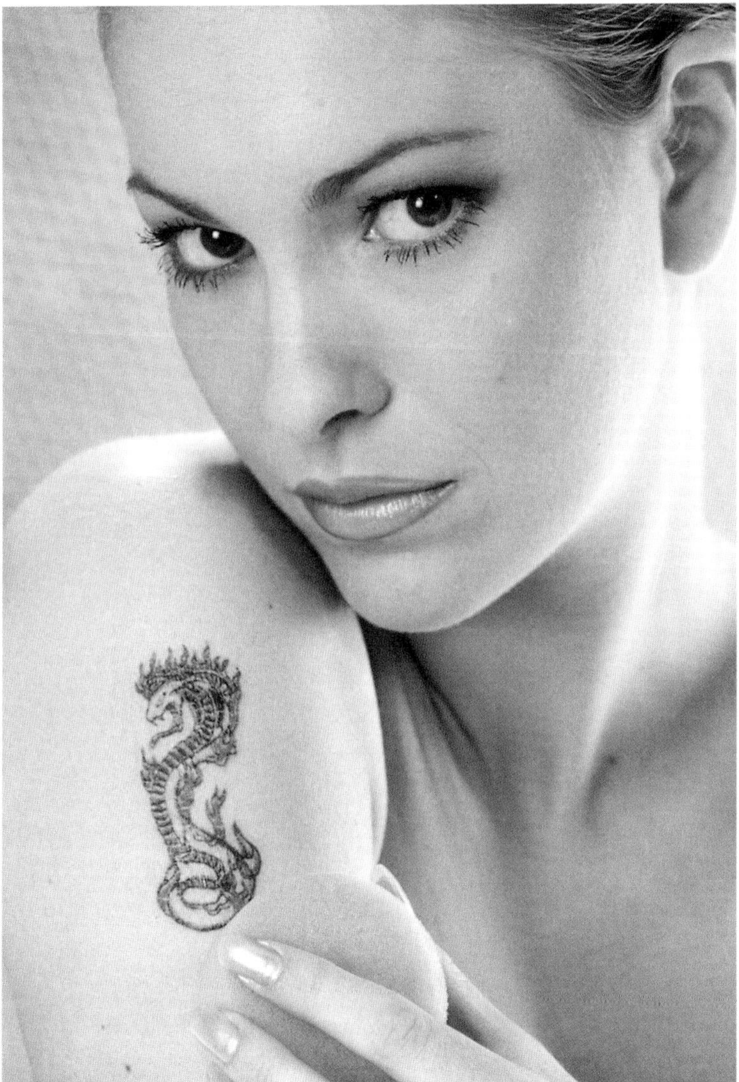

Ein Party – Temptoo ist schnell gezaubert und läßt sich ebenso schnell entfernen: eine hübsche Alternative zu Tätowierungen.

Tagen wisch- und wasserfest. Ein toller Gag für schrille Events, aber auch als Test dafür, ob man sie wirklich »für immer« haben will.

Mit dem Laser gegen Tattoos

Wenn es dann doch geschehen ist, was keiner der Tätowierten für möglich gehalten hätte, nämlich daß ihm sein Körperkunstwerk – aus welchen Gründen auch immer – lästig geworden ist, ist guter Rat teuer – im wahrsten Sinne des Wortes. Aber erhältlich!

Dermatologen setzen in solchen Fällen mit Erfolg den sogenannten gütegeschalteten Rubinlaser ein. Er ermöglicht es, Laien- und Profitätowierungen weitgehend narbenfrei zu entfernen. Dieser Laser arbeitet nach dem Prinzip der selektiven Photothermolyse. Das heißt: Dunkle Hautstellen absorbieren die extrem kurzen Laserimpulse, normale Haut reflektiert sie. An den Stellen, auf die das Laserlicht auftrifft, entstehen Temperaturen von mehr als 1000 Grad Celsius. Das umgebende Gewebe wird dabei nicht geschädigt – daher auch der Begriff selektive Photothermolyse.

Die Behandlung ist schmerzfrei und kann deswegen ohne örtliche Betäubung oder Narkose durchgeführt werden. In einer Sitzung können Areale von der Größe einer Handfläche behandelt werden.

Wichtig ist für die Dauer der Therapie und bis zu einem Monat nach ihrem Abschluß, die Haut mit einem Lichtschutzfilter zu schützen, um Überpigmentierungen zu vermeiden.

Tattoos verstecken

Bei dem Thema Tattoos erinnere ich mich wieder an den entnervten Lehrer, der eines Tages zu mir kam. Als junger Student hatte er sich auf den Oberarm ein nacktes Mädchen tätowieren lassen. Eine »Jugendsünde«, die er schon so manches Mal bereut hatte, ohne bisher etwas dagegen unternommen zu haben. Nun aber war er – mittlerweile 35 Jahre alt und Lehrer an einem Gymnasium – in leichte Panik geraten, sollte er doch mit seiner Klasse, alles Jungen im Alter von 15 bis 16 Jahren, für 14 Tage ins Landschulheim fahren. Für eine Lasertherapie war es jetzt zu spät, denn die Fahrt stand unmittelbar bevor. Und da er um seine Autorität fürchtete, wenn die Burschen das Kunstwerk auf seinem Arm erst einmal zu Gesicht bekämen, suchte er bei mir Rat und Hilfe. Nun, dieses Problem war schnell gelöst. Ich zeigte ihm, wie er sein Tattoo mit einer Camouflage tarnen konnte und gab ihm ein Mini-Set für die Reise mit. Später erzählte er mir, daß wirklich alles gutgegangen war – die Camouflage hielt sein kleines Geheimnis bedeckt.

Fragen aus der kosmetischen Praxis zur Camouflage an Händen und Füßen, Armen und Beinen

Auf meinen Händen entwickeln sich immer mehr weiße Flecken, die mich sehr stören. Was kann ich dagegen tun?
Wahrscheinlich handelt es sich bei Ihnen um die sogenannte Vitiligo (Weißfleckenkrankheit), eine zwar harmlose aber doch unschöne Hautveränderung. Mit einer Camouflage-Creme lassen sich die hellen Stellen der umgebenden Handfarbe gut anpassen.

Vom Impfen ist mir eine häßliche Impfnarbe am Oberarm verblieben. Wie kann man solche Narben behandeln?
Neuerdings werden solche Keloide erfolgreich mit dem Laser abgetragen. Bleibt nach dieser Behandlung eine Farbabweichung der Haut zurück, hilft eine Camouflage, diese gekonnt zu verdecken.

Kann Camouflage auch auf die Nägel gegeben werden?

Nein. Da alle Abdeckpasten auf Creme- und Pudergrundlagen basieren, würden sie auf dem glatten Nagel nicht halten. Wenn Sie Ihre Nägel »tarnen« wollen, dann eignet sich dafür eine Nagelmodellage.

Wie kann ich verfärbte Nägel schonend abdecken?

Problemlos geht das mit farbigen Nagelplättchen, die wie eine Abdeckfolie über die eigenen geklebt werden. Diese sind leider bei uns ziemlich unbekannt.

Hilft bei Rauchernägeln das Abreiben mit Zitrone wirklich?

Ja, wer regelmäßig seine Fingernägel mit Zitronensaft abreibt, bietet diesen durch die Fruchtsäuren sozusagen ein Peeling.

Obwohl ich schöne Fingernägel bei anderen sehr bewundere, kaue ich meine eigenen immer wieder ab. Wissen Sie einen Rat?

Sie sollten es mit einer Nagelmodellage versuchen. Dabei werden mit Hilfe einer Schablone künstliche Nägel auf die eigenen modelliert. Die Kunstnägel haben den Vorteil, daß sie viel härter als die natürlichen Nägel sind, so daß man sich eher die Zähne ausbeißen würde, als daß man einen solchen Nagel abgeknabbert bekäme.

Ich habe zu meinem Leidwesen dicke Knie. Kann man die mit einem Bein-Make-up kaschieren?

Ja, tragen Sie mit einem Camouflage-Schwämmchen rechts und links der Knie dunklere Farbtöne auf. Suchen Sie dafür aus der Camouflage-Palette eine Farbe, die in etwa zwei bis drei Nuancen dunkler ist als Ihre Haut. Streichen Sie diese aus, und fixieren Sie sie anschließend mit dem Fixierpuder.

Wie kann ich die Besenreiser an meinen Knöcheln verdecken?

Tragen Sie mit einem sehr feinen Pinsel, z.B. einem Lippenpinsel, die Camouflage-Creme auf. Aber achten Sie darauf, hierfür einen Farbton zu wählen, der der umgebenden Haut sehr ähnlich ist. Bedeckt wird auch nur die Haut unmittelbar über den roten Äderchen. Vergessen Sie nicht, das Ganze anschließend mit dem Fixierpuder wasserfest zu machen.

Kann man die Camouflage auch über das ganze Bein auftragen?

Ja, natürlich! Dafür gibt es sogar eine Body-Version der Camouflage. Sie ist etwas geschmeidiger und läßt sich wie ein feiner Strumpf über das Bein streifen. Dieses Bein-Make-up empfiehlt sich für alle, die bei großer Wärme keine Strümpfe tragen, aber trotzdem korrekt »angezogen« und gepflegt aussehen wollen.

Ein Gespräch mit Dr. med. Gisela Albrecht, Chefärztin der Dermatologischen Klinik des Krankenhauses Berlin-Spandau

Frau Dr. Albrecht, Sie gehören zu den Gründungsmitgliedern des Arbeitskreises Camouflage. Was hat Sie zu diesem Engagement bewogen?

Nun, es gibt eine nicht zu unterschätzende Zahl von Menschen, die – sei es von Geburt an, sei es durch Krankheiten oder schwere Unfälle – im Gesicht so verunstaltet sind, daß sie unter einem ungeheuren seelischen Leidensdruck stehen. Sie entwickeln nicht nur große Minderwertigkeitskomplexe, sondern haben auch vielfach soziale Probleme. Die moderne Medizin, gerade auch die Dermatologie, vermag da schon viel: Ich denke hier an Hauttransplantationen bei schweren Verbrennungen, an Lasertherapien bei Blutschwämmchen oder Feuermalen – aber nicht alles läßt sich völlig folgenlos therapieren. Da bleiben unter Umständen Narben zurück. Oder aber die Behandlung ist bis zu einem erfolgreichen Abschluß sehr, sehr langwierig. In solchen Situationen kann eine Camouflage äußerst hilfreich sein.
Mit dem im Aufbau begriffenen Arbeitskreis Camouflage – einer nichtkommerziellen Vereinigung – wollen wir Betroffenen mit Informationen helfen und Selbsthilfegruppen unterstützen.

Welche Erfahrungen haben Sie als Ärztin mit der Camouflage?

Sehr gute, vorausgesetzt, daß die Camouflage gekonnt gemacht wird. Diese Technik muß erlernt werden!
Für mich als Hautärztin ist es schon manchmal ganz erstaunlich, zu sehen, was die Zusammenarbeit zwischen dem

Arzt und der qualifizierten Kosmetikerin bewirken kann. Wichtig ist darüber hinaus für die Betroffenen auch oft eine Beratung in puncto Frisur und Haarfarbe, die beide die beabsichtigte Wirkung der Camouflage unterstützen können. Ich erinnere mich an eine Patientin, deren rechte Wange von einer Operation verunstaltet war. Sie wollte ihr Haar deshalb lang über die rechte Wange fallen lassen. Und sie war ebenso erstaunt wie ich, daß die Camouflagistin ihr bewies, daß das genau den gegenteiligen Effekt hervorrufen würde, weil langes Haar auf einer Seite die Blicke automatisch dahinzieht.

Welchen Patienten raten Sie zu einer Camouflage?

Besonders denjenigen, die im Gesicht Hautanomalien aufweisen.

Sehr gut geeignet sind Hautveränderungen, die im Hautniveau liegen wie die Vitiligo oder flache Feuermale; schwieriger wird es bei solchen, die darüber hinausragen, da kann eine Camouflage unter Umständen die zu »tarnende« Stelle eher noch betonen.

Kann der Anwender eines Camouflage-Produktes eigentlich vor allergischen Hautreaktionen sicher sein?

»Sicherheit« vor allergischen Reaktionen gibt es generell nicht. Aber nach allen bisherigen Erfahrungen sind sie bei guten Camouflage-Produkten eine ausgesprochene Rarität. Ich denke, daß auch in dieser Hinsicht die Deklarierungspflicht der Kosmetikverordnung hilfreich ist, ermöglicht sie uns doch, uns über die Inhaltsstoffe der Kosmetika zu informieren. Auch der behandelnde Hautarzt wird Sie gern beraten.

Was ist bei der medizinischen Camouflage zu beachten, d.h., wann sollte man sie unter keinen Umständen anwenden?

Zum einen verbietet sich die Camouflage bei allen eitrigen und nässenden Hauterscheinungen, zum anderen bei infektiösen Hauterkrankungen – schon ein Herpes labialis (Lippenbläschen) im Anfangsstadium darf nicht camoufliert werden, ebensowenig wie die Gürtelrose, um nur einige Beispiele zu nennen. Und absolut ausgeschlossen ist die Camouflage bei Pilzinfektionen der Haut.

Und noch etwas muß betont werden: Bei all ihren schönen Möglichkeiten, wie sie ja auch in diesem Buch vorgestellt werden, hat die Camouflage natürlich auch ihre Grenzen. Medizinisch, aber auch kosmetisch. Man kann mit der Camouflage nicht heilen! Aber man kann damit Menschen helfen, ihr seelisches Gleichgewicht wiederzuerlangen. Camouflage ist sozusagen Balsam für die Seele.

Nachwort

Das positive Selbstbild als Quelle der Schönheit

Attraktive Menschen haben es im Leben leichter – eine Binsenweisheit, durch viele psychologische Studien belegt. Wer wir sind und was wir sind, wird unter anderem durch unser Aussehen bestimmt. So ist es kein Wunder, daß der äußeren Attraktivität eine große Bedeutung zukommt. Ob das die süßen Babys sind, die im Kinderwagen häufiger angelächelt werden, oder die hübschen Kinder im Schulalter, denen die Lehrer unbewußt größere Intelligenz zuschreiben, oder die attraktiven Menschen, die bei Einstellungsgesprächen die Nase vorn haben bis hin zu den gut aussehenden Männern, die – unabhängig von Qualifikation und Leistung – mehr verdienen als weniger attraktive Männer, immer ist die Umwelt geneigt, schönen Menschen von vornherein bessere Eigenschaften zuzuschreiben als den eher unscheinbaren. Die Folge ist, daß sich die Menschen ständig Gedanken im ihr Äußeres machen und ganze Wirtschaftszweige davon leben, das Erreichen bestimmter Schönheitsziele zu versprechen. Fitneßprogramme, Diäten, Farb- und Stilberatung, Kosmetik, Mode, alles dient der Vervollkommnung der eigenen Person, denn Schönheit ist Macht. Nur – ist denn Schönheit nicht mehr als das Erreichen einer äußeren Perfektion? »Wahre Schönheit kommt von innen«, so heißt es, oder auch »Schönheit liegt immer im Auge des Beschauers«. So ergab eine Untersuchung der Schönheitsideale junger amerikanischer Mädchen etwas ganz Erstaunliches: Während 90% der weißen Mädchen äußerlich gern »anders« wären, waren 70% der schwarzen Mädchen mit sich und ihrem Aussehen zufrieden. Der Grund lag in der unterschiedlichen Definition von »Schönheit«. Die weißen Mädchen fanden eine Frau schön, die etwa 1,70 m groß ist und nicht mehr als 50 bis 60 kg auf die Waage bringt, während die schwarzen Mädchen meinten: »Eine Frau ist schön, wenn sie die richtige Ausstrahlung besitzt.« Ausstrahlung – das hat etwas mit Selbstvertrauen, mit Selbstachtung, mit Persönlichkeit zu tun (und diese Eigenschaften scheinen bei der schwarzen Frau mit ihrer starken Spiritualität ausgeprägter zu sein). Selbstbewußte Menschen leben mit sich in Einklang und sind insgesamt zufriedener als andere, und das ist häufig die Ursache ihrer positiven Ausstrahlung. Ihre Körperhaltung ist straffer, Mimik und Gestik sind lebendiger, sie suchen häufiger Blickkontakt mit anderen Menschen, lächeln mehr und die Stimme klingt voller und wärmer. Wer dagegen ständig Fehler und Mängel an sich zu entdecken glaubt, strahlt Unzufriedenheit aus durch eine schlaffe, gebeugte oder verkrampfte Körperhaltung, mißmutige Gesichtszüge, eine monotone Stimme. Es sind also vor allem unsere mentalen Energien – die Emotionen –, die unser Äußeres formen. Mehr als angeborene körperliche Vorzüge, Kleidung und Make-up senden diese lebendigen Kräfte intensive Schönheitsignale aus. Mangelndes Selbstbewußtsein dagegen führt zu innerem Druck und verursacht Streßreaktionen im Körper. Diese wiederum wirken sich negativ auf die Haut aus, da Streß die Blutgefäße verengt. Die Folge: Sauerstoff und Nährstoff werden nicht mehr optimal transportiert, die Haut reagiert mit Unreinheiten und Falten. Ähnlich beeinflußt die Psyche auch unsere Haltung und den Klang unserer Stimme. Der Schlüssel zur Attraktivität liegt daher in einem positiven Selbstbild. Wer sich selbst mag, strahlt Lebendigkeit und Sympathie aus. In meinen Seminaren zur Berufswegplanung wie »Gesund & Schön«

habe ich immer wieder die Erfahrung gemacht, daß genau hier das Problem liegt. Besonders Frauen neigen dazu, sich nur dann attraktiv zu finden, wenn sie einen bestimmten Grad an »Dünnsein« erreicht haben und mit Hilfe von Kleidung und – oft übertriebenem – Make-up einem Schönheitsdiktat zu entsprechen glauben. Frauen, die diese »äußeren Ideale« nicht erfüllen, halten sich für weniger attraktiv, auch wenn ihnen von Außenstehenden das Gegenteil gesagt wird. Der Weg zur »wahren Schönheit von innen« führt also über die positive Einstellung zu sich selbst. Mit sich selbst im Einklang zu sein, heißt, sich als individuelle Persönlichkeit zu akzeptieren und alles zu tun, um diese Persönlichkeit ins rechte Licht zu setzen. Dies sollte durchaus durch den gekonnten Einsatz von Kosmetik insbesondere durch Camouflage, unterstützt werden, so wird Positives betont und kleinere Mängel werden optisch behoben. Denn auch das gute Körpergefühl ist ein Schönheitsimpuls. Wer sich dann im Spiegel betrachtet, wird mit sich zufrieden sein, und dieses Selbstbewußtsein läßt die Augen leuchten und das Lächeln strahlen – die innere Schönheit kommt zur Geltung.

Renate Buffaloe
Dipl. Psychologin

Anhang

Wichtige Adressen

Gesellschaften, Verbände, Selbsthilfegruppen für Dermatologie und Kosmetik

Alopecia Areata/Kreisrunder Haarausfall
Alopecia Areata Deutschland (AAD) e. V.
Merler Allee 50 a
53125 Bonn
Tel.: 02 28 / 25 65 89

Allergieverein in Europa e. V. - SHG
Marienstraße 57
99817 Eisenach
Tel.: 0 36 91/ 21 30 88

Arbeitsgemeinschaft Allergiekrankes Kind (A.A.K.) e.V.
Hilfen für Kinder mit Asthma, Ekzem oder Heuschnupfen
Hauptstraße 29
35745 Herborn
Tel.: 0 27 72/ 92 87 30
Fax: 0 27 72/ 92 87 48

Arbeitskreis Camouflage e.V.
Vorsitzender: René Koch
Geschäftsstelle
Helmstedter Straße 16
10717 Berlin
Tel.: 030/ 8 54 28 29
Fax: 030/ 8 54 40 23

Berufsverband der Kosmetikerinnen Niedersachsens e.V.
Göttinger Straße 69
30966 Hemmingen
Tel.: 0 51 01/ 24 52

Bundesverband Deutscher Kosmetikerinnen e.V. (BDK)
Geschäftsstelle
Liesegangstraße 10
40211 Düsseldorf
Tel.: 02 11/ 36 58 91
Fax: 02 11/ 36 94 080

Bundesberufsverband der Fachkosmetikerinnen
in Deutschland e.V.
CIDESCO-Sektion Deutschland
Geschäftsstelle
Voerder Str. 61
58256 Ennepetal
Tel.: 0 23 33/ 7 66 97
Fax: 0 23 33/ 7 14 44

Bundesvereinigung selbständiger Kosmetikerinnen e.V.
Geschäftsstelle
Postfach 210250
76152 Karlsruhe

Bundesverband Neurodermitiskranker e.V.
Oberstraße 171
56154 Boppard
Tel.: 0 67 42/ 25 98
Fax: 0 67 42/ 27 95

Deutscher Allergie- und Asthmabund e.V. (AAB)
Hindenburgstraße 110
41061 Mönchengladbach
Tel.: 0 21 61/ 1 02 07
Fax: 0 21 61/ 20 85 02

Deutsche Dermatologische Gesellschaft e.V.
Universitätshautklinik
Liebermeisterstraße 25
72076 Tübingen
Tel.: 0 70 71/ 29 45 74
Fax: 0 70 71/ 29 33 98

Deutscher Fachverband für Permanent Make-up e.V.
Geschäftsstelle
Hauptstraße 88
35745 Herborn
Tel.: 0 27 72/ 22 77
Fax: 0 27 72/ 22 03

Deutsche Gesellschaft für Phlebologie
Allergie- und Hautklinik
Lippestraße 9–11
26548 Norderney
Tel.: 0 49 32/ 805-420
Fax: 0 49 32/ 805-200

Deutsche Haut- und Allergiehilfe e.V.
Fontanestraße 14
53173 Bonn
Tel.: 02 28/ 35 1091
Fax: 02 28/ 36 37 43

Deutscher Neurodermitikerbund e.V.
Spaldingstraße 210
20097 Hamburg
Tel.: 0 40/23 07 44 oder 23 08 10
Fax: 0 40/ 23 10 08
Fax-Service-Telefon:
01 90/ 25 20 52 oder 51

Deutscher Psoriasisbund e.V.-SHG
Oberaltenallee 20 a
22081 Hamburg
Tel.: 040 / 22 33 99
Fax: 040 / 227 09 86

Deutsche Vitiligo Selbsthilfegemeinschaft - SHG
Feldstraße 26 b
47506 Neukirchen-Vluyn
Tel.: 028 45 / 213 99

Elterninitiative brandverletzte Kinder e. V. - SHG
Lauferstraße 30 a
90571 Schwaig
Tel.: 09 11 / 507 57 18
Fax: 09 11 / 507 57 18

Lupus Erythematodes/Schmetterlingsflechte Selbsthilfegemeinschaft e.V.-SHG
Göllenkamp 3
44357 Dortmund
Tel.: 02 31 / 37 02 86
Fax: 02 31 / 37 02 86

Selbsthilfegruppe für
Brandverletzte - SHG
Dr. Ebelingstraße 26
31020 Salzhemmendorf
Tel.: 0 51 53 / 10 39

Selbsthilfegruppe Hämangiome
bei Säuglingen und
Kleinkindern
Hämmern 15
51688 Wipperfürth
Tel.: 022 67 / 16 63

Selbsthilfezentrum München
Bayerstraße 77a
80335 München
Tel.: 0 89/ 53 29 56 11
Fax: 0 89/ 53 29 56 60

Vereinigung nordostdeutscher
Kosmetikverbände
Geschäftsstelle:
Stefan-Zweig-Straße 17
15831 Mahlow
Tel.: 0 33 79/ 37 05 92

Hersteller und Vertriebsfirmen von Camouflageprodukten

ARTDECO cosmetic GmbH
Ohmstraße 12
85757 München-Karlsfeld
Tel.: 0 81 31/ 9 81 71
Fax: 0 81 31/ 9 85 01

Hamburger Schule für
Gesichtsgestaltung GmbH
Große Bleichen 21 »Galleria«
20354 Hamburg
Tel.: 040/ 34 03 51
Fax: 040/ 34 03 26

Ingeburg Praxis-Cosmetic GmbH
An der Roßweid 22
76229 Karlsruhe
Tel.: 07 21/ 96 10 00
Fax: 07 21/ 9 61 00 50

Kryolan GmbH
Papierstraße 10
13409 Berlin
Tel.: 030/ 4 91 90 95
Fax: 030/ 4 91 49 94

Langguth Cosmetic GmbH
Frankfurter Ring 29
80807 München
Tel.: 089/ 3 51 00 53
Fax: 089/ 3 51 31 62

MALU WILZ
by ART PROFESSIONAL
cosmetic GmbH
Marketingabteilung
Ohmstraße 12
85757 München Karlsfeld
Tel.: 0 81 31/ 9 70 31
Fax: 0 81 31/ 9 85 05

Reza's
Permanent Make-up
Mittelweg 44
20149 Hamburg
Tel.: 040/4 10 51 01
Fax: 040/ 4 10 77 70

SOLENT BLUE
Handelsgesellschaft m.b.h.
Postfach 60 07 22
60337 Frankfurt
Tel.: 069/45 83 45
Fax: 069/ 46 15 28

Stiefel Laboratorium GmbH
Mühlheimer Straße 231
63075 Offenbach
Tel.: 069/ 9 84 04 20
Fax: 069/ 9 84 04 50

Literaturverzeichnis

Ackermann, Diane, Die schöne Macht der Sinne, Kindler Verlag, München 1991

Achenbach, Reinhard, Die gesunde Haut, Georg Thieme Verlag, Stuttgart 1996

Beyse, I., Kosmetikon oder der Rathgeber über die Geheimnisse der körperlichen Schönheit, Hartleben`s Verlags-Expedition, Pest, Wien und Leipzig 1861

Bresser, Harald, Leberfleck und Pfirsichhaut, Verlag C.H. Beck, München 1996

Eggensperger, Multiaktive Wirkstoffe für Kosmetika, Verlag für chemische Industrie, H. Ziolkowsky GmbH, Augsburg 1995

Fey, Horst, Otte, Ilse, Wörterbuch der Kosmetik, Wissenschaftliche Verlagsgesellschaft, Stuttgart 1985

Gerny, Harald, Kosmetik und Dermatologie, Krause & Pachernegg GmbH, Verlag für Medizin und Wirtschaft, Wien 1996

Gieske, Sabine (Hg.), Lippenstift. Ein kulturhistorischer Streifzug über den Mund, Jonas Verlag, Marburg 1996

Hulke, Waltraud Marie, Das Farben Heilbuch, Windpferd, Reihe Schangrilla, 1991.

Koch, Lutz, Stutenmilch, Haug Verlag, Heidelberg 1994

Koch, René, Sternstunden der Schönheit, a-verbal verlag GmbH, Berlin 1995

Koch, René, Schön wie die Nacht, Ullstein Verlag, Berlin 1992

Köster, Magdalena, Auf gesunden Füßen leben, Verlag Gesundheit, Berlin 1996

Leutert, Gerald, Systematische und funktionelle Anatomie des Menschen, 7. Auflage, Verlag Gesundheit, Berlin 1990

Lexikon der Antike, Bibliographisches Institut Leipzig, 1987

Liggett, Arline u. John, Die Tyrannei der Schönheit, Wilhelm Heyne Verlag, München 1990

Maguire, Anne, Vom Sinn der kranken Sinne, Knaur Verlag, München 1996

Meir, Gerhard, Seeling, Charlotte, Richtig schön, mvg-verlag, München/Landsberg am Lech 1995

Mezei, Hannelore, Tips und Trends für Haut und Haar, Kneipp Verlag, Wien 1995

Müller, Johannes, Schmidt, Klaus-Ullrich, Gesunde Haut, Falken Verlag, Niedernhausen 1994

Naumann, Erste Hilfe für die Seele, Verlag Gesundheit, Berlin 1996

Nofret – Die Schöne, Katalog-Handbuch, Ägyptische Altertümerverwaltung Kairo und Verlag Philipp von Zabern Mainz, 1984

Pschyrembel, Klinisches Wörterbuch, Verlag de Gruyter, Berlin 1994

Redler, Elisabeth (Hg.), Der Körper als Medium zur Welt, Mabuse Verlag 1994

Rühl, Reinhold, Hauptsache Haar, Falken TaschenBuch Verlag, Niedernhausen 1995

Simon, Gabriele, Kosmetische Präparate vom 16. Bis 19. Jahrhundert, in: Braunschweiger Veröffentlichungen zur Geschichte der Pharmazie und der Naturwissenschaften, Deutscher Apotheker-Verlag, Braunschweig 1983

Schlette, Friedrich, Kelten zwischen Alesia und Pergamon, Urania-Verlag Leipzig-Jena-Berlin, Leipzig 1979

Schult, Ingeborg-H., Schönheit von A bis Z, Econ Verlag, Düsseldorf 1975

Schürmann, Petra, Das große Buch der Kosmetik und Körperpflege, Naturalis Verlag, München 1981

Staudt, Johannes, Merker, Hans-Joachim, Funktionelle Anatomie, Verlag Gesundheit, Berlin 1990

Sachwortregister

Bildnachweis

Textteil:

S. 16	aus: F. Schlette, Kelten zwischen Alesia und Pergamon, Urania Verlag, Leipzig, 1976
S. 24, 25, 30, 92, 86, 100, 105	Axel Siebmann
S. 27, 87, 122, 124, 154	Ullstein Bilderdienst
S. 32	drom Parfüm Flakon Museum Baierbrunn
S. 38	Axel Strencioch
S. 39, 88, 89, 103, 136, 149	Nike Schenkel
S. 47	WEDO press GmbH, Oberursel
S. 48, 51	Wolfgang Schedler
S. 50, 60, 64, 69, 90, 98, 161	Rich Richter
S. 78, 81, 85, 113, 141	Reko press, Berlin
S. 110	Ralf Lutter

Farbbildteil:

S. 1	Axel Siebmann	
S. 1 rechts u.	Rich Richter	
S. 2/3	Harald Thierlein	
S. 4/5	Jens Gläser	
S. 6/7	René Koch/Veronika Fischer:	Dieter Stadler
	René Koch/Judy Winter:	Dieter Stadler
	René Koch/Romy Haag:	Dieter Stadler
	René Koch/Andrea Horn:	Boris Trenkel
	René Koch/Hildegard Knef:	Lothar Winkler
	René Koch/Christiane Krüger:	Rich Richter
S. 8 oben	Dieter Stadler	
S. 8 unten	Axel Strencioch	